Bettina M. Jasper

Bewegungshäppchen

Alltagsmobilität täglic
individuell fördern

VINCENTZ NETWORK

Bibliografische Information der Deutschen Nationalbibliothek

Die Deutsche Bibliothek verzeichnet diese Publikation in der Deutschen Nationalbibliografie; detaillierte bibliografische Daten sind im Internet über http://dnb.d-nb.de abrufbar.

Besuchen Sie uns im Internet: www.altenpflege-online.net

Druck: SDK, Köln

Foto Titelseite: Fotolia, Jenny Sturm
Illustrationen: Trueffelpix
Satz: Heidrun Herschel, Wunstorf

ISBN 978-3-86630-299-0

Bettina M. Jasper

Bewegungshäppchen

Alltagsmobilität täglich individuell fördern

Inhalt

Jetzt Code scannen und mehr bekommen …

http://www.altenpflege-online.net/bonus

Ihr exklusiver Bonus an Informationen!

Ergänzend zu diesem Buch bietet Ihnen *Altenpflege* Bonus-Material zum Download an. Scannen Sie den QR-Code oder geben Sie den Buch-Code unter www.altenpflege-online.net/bonus ein und erhalten Sie Zugang zu Ihren persönlichen kostenfreien Materialien!

Buch-Code: AH1020

Vorwort

Bewegung und Mobilität werden zunehmend als äußerst wichtige Stellschrauben erkannt, wenn es um Lebens- und Pflegequalität geht. Die Erkenntnisse setzen sich nicht nur in der Wissenschaft, sondern ebenso in der Politik durch.

Das vorliegende Buch ist besonders vor dem Hintergrund der grundlegend geänderten Situation in der Pflege zu sehen, die sich durch das neue, seit 2017 in einer Vielzahl von Pflegeeinrichtungen angewandte Strukturmodell und durch das Neue Begutachtungsinstrument (NBI) ergibt. Beide Vorgaben betonen die Bedeutung von Mobilität und Bewegung und rücken deren Bedeutung gegenüber früheren Dokumentations- und Begutachtungskriterien spürbar in den Vordergrund.

Wer weiterhin nach dem bisherigen System arbeitet, kann selbstverständlich genauso mit System Bewegung in den Lebensalltag der Bewohner bringen und dazu dieses Buch nutzen.

Die Idee zu dieser Veröffentlichung ergab sich während der Entstehungsphase des zuvor erschienenen Titels „Formulierungshilfen Mobilität und Bewegung. Individuell beschreiben". Bei der Arbeit daran wurde deutlich, dass ein Buch mit Tipps für kleine, sehr kurze Bewegungseinheiten, eben kleine „Häppchen", im Alltag eine sinnvolle Ergänzung zu bestehenden Publikationen rund um das Thema Bewegung ist.

Es geht in diesem Buch um Alltagsbewegungen, teils sogar solche, die gewöhnlich gar nicht als Bewegung wahrgenommen werden. Dennoch sind sie für die Lebensqualität oft entscheidend. Es macht einen wesentlichen Unterschied, ob ein alter Mensch genügend Handkraft aufbringt, um seine Tasse selbst zum Mund zu führen oder ausreichende Beinkraft hat, um selbstständig von der Toilette aufzustehen.

Die dargestellten Übungen haben nichts mit einer traditionellen Sport- oder Gymnastikstunde zu tun. Derartige Aktivitäten, die zum Standardprogramm beinahe jeder Altenpflegeeinrichtung gehören, sind von den Inhalten dieses Buchs unberührt.

Vorrangiges Anliegen dieses Buchs ist, alten Menschen mindestens eine kurze Bewegungseinheit pro Tag zu ermöglichen. Oft ist gar nicht die Dauer solcher Aktivitäten allein entscheidend, sondern die Regelmäßigkeit und das geplante Vorgehen.

Das Vorhandensein von Betreuungskräften und Alltagsbegleiterinnen ermöglicht bei systematischer Planung durchaus allen Bewohnern einer stationären Einrichtung ein tägliches Bewegungshäppchen.

Der vorangestellte Theorieblock erläutert kurz, wie sich solch regelmäßige körperliche Aktivität für alle Bewohner organisieren lässt. Im umfangreichen Praxisteil gibt es eine Menge Ideen für Bewegungsaufgaben mit knappen, verständlichen Beschreibungen. Damit können professionelle Mitarbeiterinnen in Einrichtungen ebenso arbeiten wie Laien, z. B. ehrenamtlich Tätige oder Angehörige beim Verwandtenbesuch.

Für die Profis gibt jedes Kapitel die Trainingsschwerpunkte der Übungen an. Am Ende steht immer ein Kasten mit einem Formulierungsvorschlag für Maßnahmenplanung oder Dokumentation.

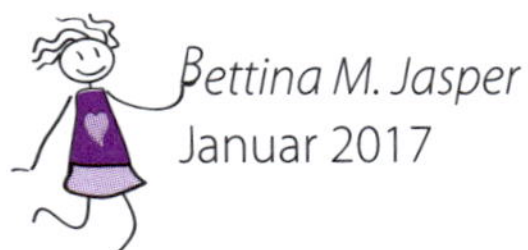

Bettina M. Jasper
Januar 2017

BEWEGEN MIT SYSTEM

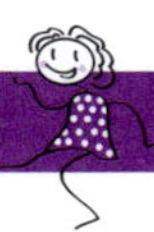

Bewegungsmangel ist einer der größten Risikofaktoren für hochaltrige Menschen, wenn es um Erhalt von Gesundheit bzw. Prävention gegen Erkrankungen geht. Klar, die wöchentliche Bewegungsstunde ist in den meisten Pflegeeinrichtungen heute Standard, ebenso wie das Angebot der Sturzprophylaxe.

Doch darüber hinaus ist es wichtig, den Alltag so bewegt wie möglich zu gestalten. Wer in einer Pflegeeinrichtung lebt, sollte davon ausgehen dürfen, dass Fachkräfte bei entsprechender Lebensgestaltung unterstützen, wenn der eigene Antrieb dazu fehlt. Damit die tägliche Bewegung tatsächlich stattfindet, sollte sie nicht nur im Bewusstsein der Mitarbeitenden verankert sein, sondern auch ihren festen Platz in der Tagesstruktur einer jeden Bewohnerin und eines jeden Bewohners haben. Ist die Idee in den Köpfen der Mitarbeiter angekommen, gilt es einen konkreten Plan zu erstellen, bei dem alle Menschen, die auf einem Wohnbereich leben, erfasst und mit täglich einer sehr kurzen Bewegungseinheit betreut werden.

Bewegungshäppchen: Mäßig, aber regelmäßig

In diesem Buch geht es um kleine und kleinste Aktivierungen, eben „Häppchen". Ganz bewusst ist dieser Begriff gewählt, der eher mit kulinarischen Genüssen assoziiert wird als mit sportlicher Betätigung. Tatsächlich sind die dargestellten Übungen zum Teil durchaus auch im Zusammenhang mit sportlichen Aktivitäten zu finden. Doch die kurze Dauer und oft die Art der Bewegungen lassen eher an ganz „normalen" Alltag denken als an eine Turn- oder Sportstunde. So sind nicht nur bewegungsfreudige Menschen dafür zu gewinnen, sondern ebenso diejenigen, die weniger Begeisterung für körperliche Aktivität mitbringen.

In den folgenden Beispielen geht es um sehr kurze Aktivierungseinheiten von wenigen Minuten Dauer. Jede Übung kann in der Regel ohne große Vorbereitung durch die AP[1] vermittelt werden. Doch wird die Bewegung nur dann wirksam werden, wenn sie regelmäßig, möglichst täglich, stattfindet. Lieber täglich drei Minuten, als wöchentlich eine Dreiviertelstunde. Und noch besser: Täglich drei Minuten und wöchentlich eine Dreiviertelstunde!

Die tägliche Bewegungssequenz für alle – gezielt und individuell

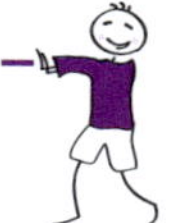

Ziel der Initiative mit den Bewegungshäppchen ist, dass alle Menschen, die in einer Pflegeeinrichtung leben oder Gäste einer Tagespflege sind, täglich ihre individuelle Bewegungssequenz absolvieren. Um dieses Ziel zu erreichen, bedarf es der Planung. Doch es ist ohne zusätzlichen Personalaufwand möglich, sofern alle an einem Strang ziehen. Das bedeutet eine enge Zusammenarbeit des sozialen Dienstes mit den Pflegefachkräften – gute Beobachtung, exakte Dokumentation, detaillierte Zielvorgaben, straffe Koordination bei der Umsetzung und systematische Evaluation. Gemeinsam wird ein konkreter Plan erstellt mit individuellen Zielvereinbarungen für jeden Bewohner, eng an den Erfordernissen seines konkreten Alltags ausgerichtet. Das ist zwar zeitaufwendig, aber hauptsächlich in der Startphase. Ist alles einmal organisiert und eingespielt und arbeiten Pflege und sozialer Dienst Hand in Hand, profitieren nicht nur Bewohner von verbesserter Mobilität, sondern letztlich auch das Personal.

1 AP = anleitende Person(en)

Die Umsetzung erfolgt sinnvollerweise durch Alltagsbegleiterinnen und zusätzliche Betreuungskräfte. Je nach Situation können ehrenamtliche Mitarbeiter einbezogen werden. Da es sich um genau festgelegte Aktivitäten handelt, die noch dazu eher Alltagsbewegungen als sportliche Übungen sind, ist keine spezielle Qualifikation im Bewegungsbereich erforderlich, um alte Menschen anzuleiten.

Bei einer Betreuungsrelation von 1 : 20 in stationären und teilstationären Einrichtungen verteilt sich der Einsatz der zusätzlichen Betreuung häufig auf zwei Teilzeitkräfte. Ist der genaue Arbeitsplan einmal erstellt, lässt sich die tägliche Bewegungssequenz durchaus umsetzen.

Sollen auf einem Wohnbereich mit 25 Personen alle täglich ein Bewegungshäppchen von durchschnittlich fünf Minuten erhalten, sind dafür rechnerisch 125 Minuten zu veranschlagen. Klar, dass fürs Zurücklegen der Strecke von Zimmer zu Zimmer oder Sitzplatz zu Sitzplatz zusätzlich Wegezeiten berücksichtigt werden müssen. Außerdem ist Materialvorbereitung zu berechnen, z. B. das Überprüfen des Gerätewagens (siehe S. 29) und seiner aktuellen Materialausstattung. Weiterhin ist ein Zeitkontingent für die Dokumentation anzusetzen. Dabei geht es vor allem ums Eintragen von Abweichungen von der Tagesstruktur ins Berichteblatt und von Zeit zu Zeit um die Evaluation. Außerdem sind die individuellen Bewegungskarten (siehe S. 14) auf dem aktuellen Stand zu halten. Läuft alles nach Plan, gibt es keine Veränderungen, ist keine Eintragung erforderlich.

Werden all diese Zeiten hinzuaddiert, ähnlich wie bei Handwerkern die Fahrt- und Rüstzeit, ist dennoch insgesamt nicht mehr als eine Teilzeitkraft mit ihrer kompletten Arbeitszeit nötig, während die zweite Teilzeitkraft sich den Gruppenangeboten, Veranstaltungen usw. widmen kann. Dann hätte eine Mitarbeiterin mit einer 20-Stunden-Woche an fünf Arbeitstagen jeweils vier Stunden, also 240 Minuten, täglich zur Verfügung. Bei 125 Minuten konkreter Tätigkeit mit Bewohnern bleiben 115 Minuten für alles Weitere und als Pufferzeiten für Unvorhergesehenes.

Das ist ein reines Rechenbeispiel. Selbstverständlich kann die Aufgabenverteilung der für die Bewegungshäppchen Zuständigen im Einzelfall völlig anders aussehen.

Individuelle Bewegungskarten

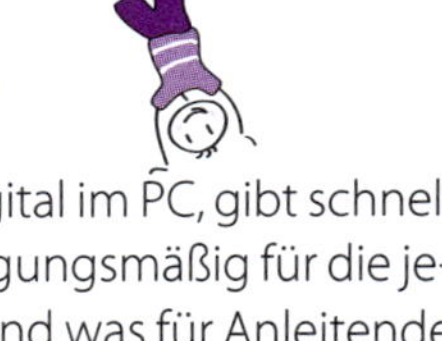

Eine Karteikarte je Bewohner, auf Papier oder digital im PC, gibt schnell und unkompliziert Auskunft darüber, was bewegungsmäßig für die jeweilige Person auf dem Tagesprogramm steht und was für Anleitende bei ihr zu berücksichtigen ist. Je nachdem, wie die einzelne Einrichtung ihre Pflege und die Betreuungsangebote organisiert, kann der gleiche Inhalt auch in der Tagesstruktur vermerkt sein.

Auf einer solchen Karte sind wesentliche Informationen im Zusammenhang mit Bewegung für diese konkrete Person vermerkt, z. B.:

- Ziel: Was die Person erreichen möchte, z. B. sich selbstständig im Rollstuhl auf dem Wohnbereich bewegen; eine gefüllte Tasse sicher zum Mund bewegen.
- Musik: Gibt es einen Musikstil oder bestimmte Titel, die die Person bevorzugt, auf die sie mit Bewegung reagiert oder mit der ihr körperliche Aktivität Freude bereitet? Ebenso kann eine Abneigung dort vermerkt werden, z. B. „mag keine Volksmusik, liebt Evergreens, besonders von den Comedian Harmonists".
- Geräte: Was sollte regelmäßig eingesetzt werden? Welche Materialien mag die Person, welche nicht? „Bewohnereigenen Pedaltrainer täglich am Ende der Bewegungssequenz zum eigenständigen Training bereitstellen"; „… äußert Angst vor schweren Geräten, übt lieber mit Ballons, Tüchern und anderen leichten Materialien."
- Thema: Gibt es biografische Ansatzpunkte, Schlüsselbegriffe, mit denen sich die Person zur Bewegung motivieren lässt oder die

eine Vorstellung von der gewünschten Bewegung vermitteln? „Lässt sich über Kochen und Backen zur Aktivität motivieren." „Den Ball zwischen den Handflächen rollen, wie wenn Sie einen Kartoffelkloß formen …"; „Die Arme nach oben bringen, als wollten Sie eine Axt schwingen …"

- Vorlieben: Mag die betreffende Person besondere Herausforderungen, z. B. die Verknüpfung von Bewegungen mit einer kognitiven Aufgabe? „Findet reines Ballwerfen langweilig, mag Doppelaufgaben. Unbedingt Bewegungen mit Rechenaufgaben, alle Rechenarten im Zahlenraum bis 100, verbinden."
- Hinweise: Was müssen Anleitende beachten? „Überschätzt häufig eigene Belastbarkeit. Beim Ballspiel bremsen, Tempo herausnehmen, auf langsame Ausführung achten!"; „Auf Einsatz beider Arme, auch des linken, achten."; „Beim Besuch der Tochter zum gemeinsamen Gehen motivieren." …
- Informationen: Was ist hinsichtlich der Unterstützung oder Anleitung zu beachten? „Viel Zeit zum Umsetzen lassen."; „Sprachliche Infos zum besseren Verständnis immer pantomimisch begleiten." …
- Probleme: Gibt es Besonderheiten, die im Umgang mit der Person zu beachten sind? „Spielt gern Kolleginnen gegeneinander aus – … macht das immer für mich …"; „Mag nicht im Beisein der Tochter üben, wohl aber mit dem Sohn." …
- Schwerpunkte: Was ist für die Person in ihrem konkreten Alltag im Augenblick wichtigstes Ziel? „Sicheren Stand üben."; „Auge-Hand-Koordination trainieren, z. B. mit Wurfspielen."; „Rechten Daumen täglich in allen Gelenken bewegen." …
- Methoden: Was hat sich bei der Gestaltung der Bewegungssequenzen bewährt? Gibt es Rituale, die eingehalten werden sollten? „Immer Musik einsetzen."; „Wenn möglich, zusammen mit

Herrn X | Frau Y trainieren.";„Übungen immer mitmachen und sprachlich begleiten, zählen …" …

– Motivationstipps: Welche sind die Garanten für aktive Beteiligung der Person? Was bringt sie in Bewegung? „Übungen immer begründen und einer Alltagssituation zuordnen – das ist gut für …";„Zurückgelegte Wegstrecke dokumentieren – Kreppkleber mit Datum am Handlauf o.ä. Markierungen.";„Selbst hergestellte Materialien einsetzen – gedrehte Kordeln, beklebte Papprollen usw." …

Auf jeder Karte sind nur einige der o.g. Aspekte vermerkt. Bei aktuellen Anlässen bzw. in regelmäßigen Abständen, z.B. alle drei Monate, werden die Eintragungen überprüft und fortgeschrieben.

Marianne Gode

Ziel: Sich selbstständig im Bett zum Sitz aufrichten mithilfe der Bettleiter. „Ich mag nicht immer klingeln, wenn ich mich hinsetzen möchte."
Musik: Laufendes Radio beim Training abschalten, lenkt M. G. ab!
Geräte: Wasserflaschen 0,5 Liter als Hanteln einsetzen; Schwämme für Greifübungen.
Thema: Arbeit in der Landwirtschaft.
Hinweise: Sohn bei seinen wöchentlichen Besuchen über aktuelle Situation informieren und einbinden. Er trainiert mit seiner Mutter jeweils 10 Minuten die Armkraft.
Schwerpunkte: Armkraft, Gleichgewicht halten im Sitzen.
Motivationstipp: Am Ende jeder Bewegungssequenz gemeinsam Zeitraum in Minuten dokumentieren, in dem M. G. frei sitzen kann.

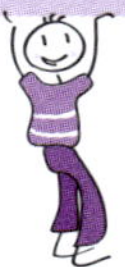

Herbert Radke

Ziel: 12 Treppenstufen nacheinander hinaufsteigen. „Ich will meinen Sohn besuchen. Dafür muss ich eine Treppe steigen können, es gibt keinen Fahrstuhl."
Musik: Marschmusik und Wanderlieder.
Geräte: Stepboard (liegt im Therapieraum), Treppe auf dem WB, Stuhl.
Thema: Reisen. Erzählt gern über Italien und Griechenland.
Problem: H. R. immer aufmerksam machen, dass er während der Übungen nicht spricht. Vergisst sonst das Bewegen, hält sich aber nach Hinweis an die Vorgabe. Kurze Gesprächsphasen vor und nach dem Training einbauen.
Schwerpunkte: Beinkraft und Ausdauer.
Motivationstipp: Immer erklären, was Beinkraft-Übungen mit dem Treppensteigen zu tun haben! Zusammenhang wird sonst nicht erkannt.

Die Wohnbereichs-Tour

Es ist 8.30 Uhr. Maren Bauder[2] tritt ihren Dienst an. Sie ist zusätzliche Betreuungskraft nach § 87b bzw. § 43b SGB XI. Seit fünf Jahren arbeitet sie in dieser Funktion im Pflegeheim Seeperle. Neuerdings gestaltet sich ihr Dienst jedoch anders als bisher. Sie und ihre Kolleginnen im Haus sind reihum für die Wohnbereichs-Tour verantwortlich. An zwei bis drei Tagen pro Woche besucht sie dann alle 24 Bewohner ihres Wohnbereichs, um jeder und jedem ein Bewegungshäppchen zu verabreichen.

Als Maren von der Idee der Leitung hörte, war sie äußerst skeptisch. Allein die Vorstellung, die vielen ihr eher immobil erscheinenden Menschen bewegen zu sollen, kam ihr völlig abwegig vor. Doch inzwischen geht sie gern auf ihre Tour, denn sie macht damit immer wieder positive Erfahrungen. Seitdem sich alles eingespielt hat, erwar-

2 Alle Namen sind frei erfunden.

ten die alten Menschen sie meist schon und freuen sich auf ein paar Minuten ungeteilte Aufmerksamkeit.

Zu Beginn ihres Dienstes kontrolliert Maren den Materialwagen, nimmt sich ihren Laufplan und die Bewegungskarten aller Bewohner und geht los.

Im Zimmer von Marianne Gode läuft das Radio. Ein Blick bedeutet Maren, dass sie die Musik abstellen darf. Stolz nimmt Frau Gode die beiden Schwämme von ihrem Nachtschrank und zeigt die Greifübung, die sie seit gestern geübt hat. Gemeinsam mit Maren geht es nun ans Hanteltraining mit den Wasserflaschen. „Früher bei der Arbeit auf dem Feld konnte ich immer feste zupacken", erklärt sie. „Wenn ich weiter so trainiere, schaffe ich es bestimmt bald, mich mit der Bettleiter hochzuziehen. Dann muss ich nicht mehr klingeln", freut sie sich.

Nach drei Minuten intensivem Training bereitet Maren ihren Rückzug vor und gibt Frau Gode noch eine Aufgabe zum selbstständigen Üben. „Ich könnte noch länger", erklärt die, „aber Sie müssen ja weiter. So freue ich mich einfach auf morgen."

Herrn Radke trifft Maren nicht in seinem Zimmer an. Er wartet am Ende des Gangs, damit das Training gleich im Treppenhaus starten kann. „Ist doch viel besser als mit dem komischen Brett im Zimmer", meint er.

So setzt Maren ihre Wohnbereichs-Tour fort. Um 11.00 Uhr ist sie fertig. 22 Bewohner hat sie besucht, eine Bewohnerin liegt im Krankenhaus, eine andere soll, so die Information seitens des Pflegeteams, heute nicht trainieren. Es geht ihr nicht gut. Die verbleibenden eineinhalb Stunden ihrer Dienstzeit nutzt Maren für die Dokumentation ihrer Beobachtungen von heute, zum Herstellen von Strumpfzöpfen, die sie demnächst benutzen möchte und für die Vorbereitung ihrer nächsten Tour.

AUFBAU UND EINSATZ DER ÜBUNGSBEISPIELE

Die Übungsbeispiele enthalten ausschließlich Vorschläge für die Einzelbetreuung. Dabei sind Aufgaben für unterschiedliche Personen und Situationen mit wechselnden Trainingsschwerpunkten enthalten.

Gliederung des Praxisteils

Auf jeder Seite ist eine Bewegungsübung oder eine Übungsfolge mit hinführenden Aktivitäten dargestellt. Die Reihung der Beispiele erfolgt alphabetisch nach ihren Titeln. Die Zusammenstellung folgt ausdrücklich keinem inhaltlichen Aufbau. Damit AP die Vorschläge zielgerichtet einsetzen können, gibt die tabellarische Übersicht auf Seite 22 ff. Aufschluss über Einsatzmöglichkeiten und Trainingsbereiche.

Mit etwas Erfahrung finden AP eigenständig Variationen und eigene, ähnliche Übungen oder setzen unterschiedliche Materialien ein, um Abwechslung ins Programm zu bringen. Die hier im Buch dargestellten Praxisaufgaben sind lediglich Beispiele, die Impulse geben sollen für eigene Ideen der AP.

Einsatzbereiche der Übungen

Sämtliche Bewegungsaufgaben sind in erster Linie für den Einsatz in einer Zweiersituation – Betreuungskraft oder andere anleitende Person plus Bewohner – vorgesehen. In der Praxis ist es sinnvoll, die Menschen für diese sehr kurzen Sequenzen immer an dem Ort aufzusuchen, an dem sie sich gerade befinden. Es macht wenig Sinn, sie für eine Einheit von drei bis fünf Minuten an einen anderen Ort zu bewegen. Also finden die Bewegungshäppchen im Prinzip fast überall statt: Im Bewohnerzimmer, dort auch im Bett, im Flur, in Aufenthaltsräumen, im Garten, im Treppenhaus, im Foyer, im Speiseraum usw.

Sitzen einmal zwei oder mehr Bewohnerinnen zusammen, ist es sinnvoll, sie als Kleingruppe mit einem Bewegungshäppchen zu versorgen.

Inhalte der Bewegungshäppchen

Die Übungssammlung in diesem Buch enthält pro Seite immer nur eine einzige Aufgabe bzw. eine zusammengehörige Übungsfolge. Bewusst ist der Umfang gering gehalten, denn jedes Häppchen soll als Bewegungs-Lustmacher nur Appetit machen auf mehr. Es geht darum, Bewegung ins Bewusstsein zu rücken, Impulse zu setzen und so für manche hochaltrigen Menschen nur jeden Tag ein bisschen körperliche Aktivität in den Alltag zu bringen, für andere zu mehr und weiterer Tätigkeit zu animieren. Viele kleine Häppchen verhelfen zu einem bewegteren Alltag und unterstützen den Erhalt von Mobilität und Selbstständigkeit.

Die vorliegende Sammlung enthält Beispiele für Menschen mit unterschiedlichen Graden an Mobilität. Es gibt Übungen, die im Liegen – im Bett oder auf einer Bodenmatte – durchführbar sind, andere im Sitzen, im Stand oder in der Fortbewegung. Die beanspruchten Körperregionen wechseln, so dass von Kopf bis Fuß alle Körperteile angesprochen werden können. Je nach Situation wird eine geeignete Aufgabe ausgewählt.

Auf Angaben zur Anzahl der Wiederholungen wird bewusst verzichtet. Dabei gilt es, die TN[3] genau zu beobachten und die Wiederholungszahlen individuell festzulegen, auch abhängig von der Tagesform.

3 TN = Teilnehmende

Kennzeichnung der Übungen und Aufbau der Praxisseiten

Im Kopf jeder Seite ist durch entsprechende Symbole zu erkennen, in welcher Körperposition sich die dargestellte Übung ausführen lässt – liegend, sitzend, stehend oder in der Fortbewegung.

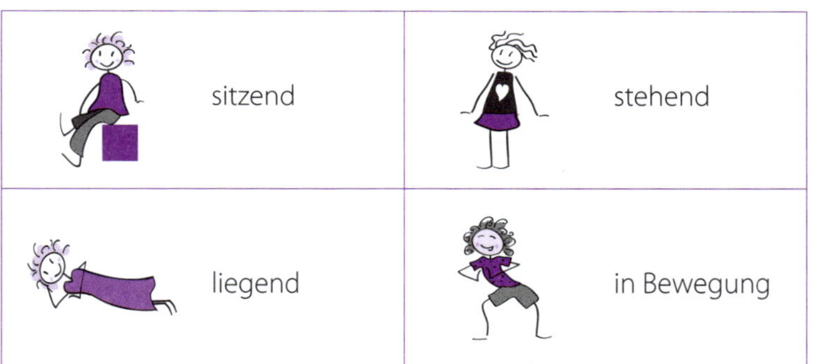

Dabei bedeutet die Angabe „liegend" nicht zwingend flache Rückenlage. Gemeint ist damit auch, dass eine Übung im Bett durchgeführt werden kann, z. B. mit hochgestelltem Kopfteil. Diese Aufgaben sind also einsetzbar auch für Menschen, die vorübergehend oder ständig im Bett liegen müssen.

Außerdem sind jeweils zu finden:

- Angaben zum Material,
- Hinweise für die Anleitung,
- Informationen zu den Trainingsschwerpunkten und
- im Kasten am Ende ein Formulierungs-Vorschlag für die Planung oder Dokumentation.

Bei den Formulierungsvorschlägen sind oft mehrere Möglichkeiten erfasst, die beschreiben, wie die einzelnen TN die Übung ausführen, z. B. „liegend | sitzend | stehend". So kann die jeweils zutreffende Formulierung ausgewählt werden. Gibt es Besonderheiten oder Auffälligkeiten bei der Durchführung, sind diese individuell zu ergänzen.

Übersicht | Tabelle: Beteiligte Körperteile

Die nachstehende Tabelle hilft, wenn es darum geht, gezielt ein bestimmtes Körperteil zu trainieren. So können Sie als AP in der linken Spalte suchen, welche der gelisteten Übungen ins Programm passt. Sie finden dort außerdem Hinweise, ob die jeweilige Aufgabe im Liegen, Sitzen, Stehen oder in der Fortbewegung durchführbar ist. Mit der Seitenangabe am Ende sind die Aufgaben leicht auffindbar.

Beteiligte Körperteile	Liegen	Sitzen	Stehen	Gehen	Übungs-Bezeichnung	Trainingsbereiche	Seite
Kopf							
Gesicht	X	X			Gesichtskontrolle	• Nonverbaler Ausdruck • Entspannung • Hautdurchblutung • Hautelastizität • Wachheit & Stimmung	51
Kopf & Hals	X	X	X	X	Wendehals	• Beweglichkeit Hals und Nacken • Schwindelprophylaxe • Visuelle Wahrnehmung • Wortfindung • Informations-Verarbeitungs-Geschwindigkeit	91
Kopf & Hals		X	X		Schwanenhals	• Dehnung Halsmuskulatur • Beweglichkeit Kopf	77

Beteiligte Körperteile	Liegen	Sitzen	Stehen	Gehen	Übungs-Bezeichnung	Trainingsbereiche	Seite
Hände							
Finger		X	X		Champagnertour	• Feinmotorik • Geschicklichkeit • Bewegungssteuerung	44
Finger	X	X	X	X	Fingerkreisen	• Fingerfertigkeit • Beweglichkeit Fingergrund-gelenke • Bewegungssteuerung • Hirndurchblutung	48
Finger		X			Handzeichen	• Beweglichkeit • Koordination • Räumliches Denken • Visuelle Wahrnehmung • Informationsverarbeitung	53
Finger	X	X			Klammerbeutel	• Fingerkraft und -beweg-lichkeit • Koordination • Informationsverarbeitung • Hirndurchblutung	59
Finger	X	X	X	X	Kugelkreisen	• Finger-/Handfertigkeit • Koordination • Konzentration	62
Finger		X	X	X	Luftballontippen	• Beweglichkeit • Auge-Hand-Koordination • Reaktionsschnelligkeit	63
Hände		X	X		Metronom	• Rhythmisierung • Auge-Hand-Koordination • Reaktionsschnelligkeit	64
Hände		X			Korkenkegeln	• Bewegungssteuerung • Geschicklichkeit • Merkfähigkeit	60
Hände	X	X			Schwammdrücken	• Fingerkraft und -beweg-lichkeit • Taktile Wahrnehmung	76

Beteiligte Körperteile	Liegen	Sitzen	Stehen	Gehen	Übungs-Bezeichnung	Trainingsbereiche	Seite
Arme							
Arme		X			Armdrücken	• Kraft Oberarme	35
Arme		X	X		Ausbauen	• Kräftigung Arme und Rumpf-muskulatur • Bewegungssteuerung	37
Arme		X	X		Einkaufsbummel	• Beweglichkeit Handgelenke und Schultern • Stabilisation des Rumpfs	46
Arme		X	X		Richtungswechsel	• Beweglichkeit • Informationsverarbeitung	70
Arme		X	X		Trockenübung	• Kräftigung Brust- und Rü-ckenmuskulatur	85
Arme		X	X		Wand-Farben	• Gelenkigkeit • Beweglichkeit Schulterge-lenke • Auge-Hand-Koordination • Farberkennung • Informations-Verarbeitungs-Geschwindigkeit	90
Arme und Hände		X	X	X	Führung	• Bewegungssteuerung • Auge-Hand-Koordination	49
Arme und Hände		X	X		Kreuzrollen	• Koordination • Hirndurchblutung	61
Arme und Hände		X	X		Raffrollo	• Fingerbeweglichkeit • Armkräftigung	69
Arme und Hände	X	X			Schleifen	• Fingerfertigkeit • Koordination	74
Arme und Hände	X	X			Trommelwirbel	• Rhythmisierung • Konzentration • Merkfähigkeit	86
Arme und Hände		X	X	X	Zielwerfen	• Auge-Hand-Koordination • Bewegungssteuerung • Differenzierung	93

Beteiligte Körperteile	Liegen	Sitzen	Stehen	Gehen	Übungs-Bezeichnung	Trainingsbereiche	Seite
Schultern							
Schultern		X	X		Ellbogenmalerei	• Beweglichkeit	47
Arm-Schul-ter-Gürtel		X	X		Jonglage	• Beweglichkeit • Auge-Hand-Koordination • Reaktionsschnelligkeit	57
Schultern		X	X		Nackengriff	• Beweglichkeit	65
Arm-Schul-ter-Gürtel		X	X		Schürzengriff	• Beweglichkeit	75
Rumpf							
Rumpf	X				Hochkommen	• Kräftigung Bauchmuskulatur	55
Rumpf		X			Seitbeugen	• Kräftigung Bauch und Rücken	78
Rumpf		X	X		Trockenübung	• Kräftigung Brust- und Rü-ckenmuskulatur • Beweglichkeit Schultern	85
Rumpf & Becken	X	X			Beckenuhr	• Beweglichkeit Becken und Lendenwirbelsäule • Körperhaltung	41
Becken & Rumpf	X				Brückenbau	• Kräftigung Gesäß- und Ober-schenkelmuskulatur	43
Bauch & Rücken		X	X		Paradekissen	• Kräftigung Bauch und Rumpf • Doppelaufgabe	66
Beine							
Beine			X		Beinschwingen	• Balance • Mobilisation • Stabilisation • Koordination	42
Beine		X			Stuhlfußball	• Beweglichkeit • Ausdauer • Reaktionsschnelligkeit	80
Beine				X	Treppentraining	• Kraft • Ausdauer • Balance	83

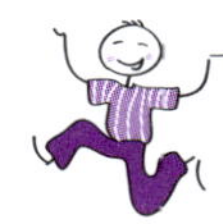

Beteiligte Körperteile	Liegen	Sitzen	Stehen	Gehen	Übungs-Bezeichnung	Trainingsbereiche	Seite
Beine		X			Trippeln	• Kräftigung Beine und Rumpf	84
Beine		X			Unterschenkelkick	• Kräftigung Beine und Rumpf	87
Beine			X		Wadendehnung	• Dehnung Wadenmuskulatur • Kräftigung Oberschenkel	89
Oberschen-kel		X			Auf und ab	• Kräftigung	36
Beine und Füße		X	X	X	Dateneingabe	• Beweglichkeit | Balance | Gangsicherheit • Kognition	45
Beine und Füße			X		Rotation	• Balance • Außenrotation Hüftgelenke	72
Beine und Füße	X	X			Venenpumpe	• Kräftigung Unterschenkel • Durchblutung der Waden-muskulatur	88
Füße							
Füße		X			Handtuch-Twist	• Beweglichkeit der Füße und Zehen • Taktile Wahrnehmung • Wortfindung • Räumliche Orientierung: rechts links; innen – außen	52
Füße und Zehen		X			Kieseltransport	• Beweglichkeit der Füße und Zehen • Taktile Wahrnehmung	58
Füße und Zehen		X			Zehenraupe	• Kräftigung Fußmuskulatur • Koordination	92
Mehrere Körperteile							
Hände, Arme, Rumpf		X	X	X	Bechertennis	• Bewegungssteuerung • Geschicklichkeit • Auge-Hand-Koordination • Reaktionsschnelligkeit	40
Hände, Arme, Rumpf		X			Stuhlprellball	• Bewegungssteuerung • Auge-Hand-Koordination • Reaktionsschnelligkeit • Wortfindung	81

Beteiligte Körperteile	Liegen	Sitzen	Stehen	Gehen	Übungs-Bezeichnung	Trainingsbereiche	Seite
Hände, Arme, Beine	X	X	X	X	Ballonspiel	• Geschicklichkeit • Auge-Hand-Koordination	38
Beine und Arme		X	X	X	Platzkonzert	• Ausdauer	67
Ganzer Körper		X	X		Baumschule	• Standsicherheit • Balance • Konzentration • Fantasie	39
Ganzer Körper	X	X			Gedanken-spaziergang	• Entspannung • Fantasie	50
Ganzer Körper				X	Hindernis-parcours	• Bewegungssteuerung • Gangsicherheit	54
Ganzer Körper	X	X			Igelballversteck	• Wahrnehmung taktil und kinästhetisch • Konzentration	56
Ganzer Körper	X	X	X		Punktgenau	• Taktile Wahrnehmung • Körperschema • Konzentration • Wortfindung	68
Ganzer Körper		X	X	X	Rollatortraining	• Ausdauer • Kraft • Beweglichkeit • Koordination	71
Ganzer Körper		X	X	X	Säckchenbalance	• Körperhaltung • Balance	73
Ganzer Körper			X		Standhaft	• Standsicherheit • Beweglichkeit Hüftgelenke	79
Ganzer Körper			X	X	Tandemgang	• Gleichgewicht • Gang- und Standsicherheit	82
Ganzer Körper				X	Zimmerrundgang	• Fortbewegen im Zimmer • Räumliche Orientierung • Merkfähigkeit	94

Aufbau der Bewegungssequenzen – Rituale entwickeln

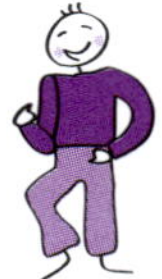

Die einzelnen Bewegungshäppchen können in ihrer Dauer variieren, werden aber in der Regel einen Zeitraum von fünf Minuten kaum überschreiten. Im Einzelfall kann schon eine einzige Minute „im Vorübergehen" – womöglich sogar mehrfach am Tag – viel bewirken. Wichtig ist, dass die wegen ihrer Kürze oft zufällig wirkenden Aktivitäten durchaus geplant und zielgerichtet stattfinden. Nur so können sie die gewünschte Wirkung erzielen.

Ein Ballon oder ein Ball, ein paar Mal zwischen AP und Bewohnerin hin- und hergeworfen, fördert die Wachheit und trainiert bei regelmäßiger Durchführung die Auge-Hand-Koordination. Werden parallel dazu im Sinn einer Doppelaufgabe Vornamen, Städte, Tiere oder Ähnliches genannt, verbessert sich langfristig die Sicherheit im Alltag.

Finden die Bewegungshäppchen in Form einer Wohnbereichs-Tour statt, werden die Bewohner in der Reihenfolge ihrer Aufenthaltsorte nacheinander besucht. Günstig ist, dabei eine gewisse Regelmäßigkeit in Reihenfolge und Zeitpunkten zu entwickeln, als AP jedoch gleichzeitig ein Stück Flexibilität zu bewahren, um Bewohner in ihren Aktivitäten und Gewohnheiten nicht einzuschränken.

Die Gestaltung jedes Bewegungshäppchens erfolgt bewohnerorientiert und individuell. Rituale sind hilfreich, um Orientierung zu geben, schnell in die Aktivität zu finden und um den stark begrenzten Zeitrahmen einzuhalten. Die Aussicht darauf, dass am nächsten Tag wieder ein kurzer Besuch einer AP erfolgt, erleichtert es den TN, die kurze Verweildauer der AP zu akzeptieren.

In einer fünfminütigen Bewegungssequenz kann die Einteilung z. B. bedeuten:

- Begrüßung, z.B. mit einem gleich bleibenden Musiktitel oder einem Lied (nur anspielen bzw. ansingen!).
- Kurzes Gespräch zum Einfinden in Situation und | oder Thema.
- Vertraut werden und experimentieren mit einem Gerät.
- Bewegungsübungen.
- Verabschiedung mit Ausblick auf den nächsten Tag.

Dabei erfolgen Begrüßung, Gespräch und Verabschiedung in zusammen maximal zwei Minuten, so dass mindestens drei Minuten für die Bewegung bleiben.

Der Bewegungswagen – Geräte und Materialien

Soll der organisatorische Ablauf bei einer Wohnbereichs-Tour reibungslos und ohne Zeitverluste klappen, erfordert das gute Vorbereitung seitens der AP. Ein speziell für diese Einsätze gepackter Wagen mit einer Grundausstattung an Geräten und Materialien ist sinnvoll. Das kann ein gewöhnlicher Servierwagen o.ä. sein, der jedoch ausschließlich für die Nutzung als Bewegungswagen zur Verfügung stehen sollte. Dann braucht die AP bei Dienstantritt nur noch eventuell nötige spezielle Utensilien hinzuzufügen.

Zur Grundausstattung können folgende Gegenstände gehören:
- CD-Player plus Musik-CDs, alternativ
- Tablet oder Smartphone mit mobilem Lautsprecher (mit Kabel oder Bluetooth) und WLAN-Zugang.
- Aktueller Laufplan für die AP mit Namen und Reihenfolge der Tour.

- Bälle unterschiedlicher Art, z. B. Redondo® Bälle, Igelbälle, Tennisbälle, Tischtennisbälle, Weichschaumbälle usw.
- Luftballons samt Ballonpumpe.
- Kleingeräte wie Seile, Hanteln, Fitnessbänder, Kirschsteinsäckchen, Tennisringe, Tücher usw.
- Alltagsmaterialien wie Papprollen, Korken, Schwämme, Bierdeckel, Becher, Schnüre, Wäscheklammern usw.

Von den Bewegungsgeräten und Alltagsmaterialien sollten immer mindestens so viele vorhanden sein, dass die AP gemeinsam mit zwei TN trainieren kann.

Die nachstehend beschriebenen Übungen sind bewusst so zusammengestellt, dass sie ohne oder mit sehr verbreiteten Geräten bzw. mit Alltagsmaterialien auskommen.

Materialliste für die Übungen des Bewegungs-Alphabets

- Bälle: Tennisbälle, Tischtennisbälle, Redondo® Bälle, Igelbälle usw.
- Becher (Trink-, Joghurt-, Buttermilchbecher o. Ä.)
- Beutel mit Wäscheklammern unterschiedlicher Farben, Größen und Federstärken
- Bierdeckel
- Champagner- bzw. Sektkorken
- Chiffontücher in mindestens zwei verschiedenen Farben
- Einkaufsbeutel
- Farbplättchen in Blau, Rot, Gelb, Grün: 2 bis 5 Stück je Farbe.
- Glasmurmeln oder kleine Bälle
- Gymnastikreifen
- Gymnastikstäbe oder Gehstöcke
- Haftklebepunkte

- Handtücher
- Hanteln oder kleine Wasserflaschen 0,5 Liter
- Holzstäbchen oder lange Bleistifte
- Kieselsteine
- Kirschsteinsäckchen
- Kleine Kissen
- Luftballons
- Plakat mit vier Richtungspfeilen (oben, unten, rechts, links), je einem in Blau, Rot, Gelb und Grün
- Schnüre, z.B. Kordeln, Strickliesel-Schläuche, Schnürsenkel o.Ä.
- Schwämme, z.B. Badeschwamm, Naturschwamm, Topfschwamm usw.
- Seile
- Waschschüsseln oder Plastikeimer
- Weinkorken
- Zettel oder Karten mit beliebigen, mehrstelligen Zahlen
- Ziffernkarten 0 bis 9
- Individuelle Zusammenstellung von je 3 bis 10 Gegenständen für den Hindernisparcours und den Zimmerrundgang

Musikeinsatz

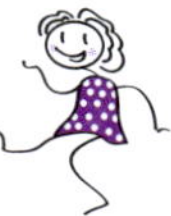

Musik ist zwar nicht zwingend erforderlich für die Gestaltung der Bewegungshäppchen, aber häufig sehr hilfreich und motivierend. Der eine TN lässt sich erst durch Musik überhaupt zur körperlichen Aktivität verleiten, die nächste hat damit einfach mehr Spaß. Musikalische Begleitung kann die Bewegung unterstützen, indem sie den Takt angibt und viele bewegen sich harmonischer.

Oft ist die Musik gut als Zeitgeber. Dauert das Musikstück z. B. 2:50 Minuten, dann ergibt sich daraus beinahe automatisch die Dauer der Bewegung. Am Ende des Titels lässt sich dann harmonisch die Verabschiedung einleiten.

Der Zeitaufwand für den Musikeinsatz bleibt gering, wenn alle benötigten Utensilien auf dem Bewegungswagen verfügbar sind. Ein Tablet oder Smartphone samt WLAN-Zugang ermöglicht spontanen und unkomplizierten Einsatz einer Vielzahl von Titeln, ganz nach Wunsch und Situation der TN.

Die Praxisbeispiele hier im Buch enthalten bewusst keine Hinweise auf konkrete Musiktitel, da die Auswahl individuell erfolgen sollte. Am besten probieren AP einfach verschiedene Stilrichtungen aus und notieren ihre Erfahrungen auf den personenbezogenen Bewegungskarten.

Regeln für anleitende Personen

Die Bewegungshäppchen können nur dann wirksam sein, wenn sie regelmäßig und gezielt verabreicht werden. Daher bedarf es einer genauen Planung, um immer alle Bewohner damit zu erreichen und jeweils die individuell passenden Inhalte zusammenzustellen. Deshalb sollten sich möglichst alle, die als AP diese kurzen Sequenzen gestalten, an die Vorgaben halten.

Selbstverständlich arbeiten AP trotzdem immer bewohner- und situationsorientiert und nutzen ihre Gestaltungsspielräume. Die Planung gibt eine Orientierungshilfe – für Mitarbeitende ebenso wie für die alten Menschen.

- Klären Sie zu Beginn jeder Wohnbereichs-Tour mit dem Pflegeteam ab, ob alle Bewohner teilnehmen können. Ist jemand aktuell z. B. durch akute Schmerzen oder schlechten Allgemeinzustand eingeschränkt, wird die geplante körperliche Aktivität kurzfristig verändert oder ausnahmsweise durch ein Gespräch ersetzt. Bestimmt freuen sich Betroffene trotzdem über einen kurzen Besuch der AP.

- Halten Sie sich bei der Wohnbereichs-Tour von Anfang an konsequent an die knapp bemessenen Zeitvorgaben. Erläutern Sie Ihren TN gleich bei Beginn das organisatorische Konzept, so dass die sich darauf einstellen können.
- Führen Sie kurze Begrüßungs- und Verabschiedungs-Rituale ein. Sorgen Sie gleichzeitig dafür, dass in der verbleibenden, kurzen Zeit tatsächlich Bewegung, also Training, stattfindet. Zum Erzählen sollte an anderer Stelle im Tagesablauf Gelegenheit geboten werden.
- Nutzen Sie die Titel der Bewegungsaufgaben nach Möglichkeit für themenbezogene Einstiege. So bietet z. B. die Champagnertour Gelegenheit, sich über Trinkgewohnheiten zu unterhalten, der Einkaufsbummel lädt zum Gespräch über Erfahrungen und Gewohnheiten ein und beim Korkenkegeln kann die Mitgliedschaft in einem Kegelverein Thema sein.
- Zeigen Sie den TN immer wieder auf, was die jeweils auf dem Programm stehenden Übungen bei regelmäßiger Durchführung für deren Alltag bedeuten. Wo hilft es ihnen ganz konkret, sich ein Stück Selbstständigkeit zu erhalten oder neu zu erarbeiten?
- Scheuen Sie sich nicht, gleiche Übungen an mehreren Tagen durchzuführen. Erklären Sie den TN, dass nur durch Wiederholungen ein Trainingseffekt eintreten kann.
- Beobachten Sie die TN genau bei ihren Bewegungen. Was geht gut? Was bereitet Schwierigkeiten? Wo gibt es Fortschritte?
- Passen Sie die Aufgaben immer wieder an, so dass sie für die TN eine Herausforderung bedeuten. Die TN müssen nicht gleich alles können. Der Wert der Aktivität liegt vor allem im Üben. Die Aktivitäten dürfen durchaus anstrengend oder schwierig sein.

- Wenn Sie Geräte oder Alltagsmaterialien einsetzen, sollte zum Kennenlernen immer eine kurze Beschäftigung mit dem Gegenstand am Anfang stehen, also betrachten, betasten, beschreiben, experimentieren usw.
- Zeigen Sie den TN deren Erfolge auf. Dabei bedeutet Erfolg nicht zwingend, dass sich immer etwas verbessern muss. Erhalt einer Fähigkeit ist oft bereits ein großer Erfolg!
- Achten Sie darauf, dass am Ende einer jeden Sequenz ein Erfolg steht. Wird der einmal nicht bei der Bewegung erzielt, halten Sie eine andere, kurze Aufgabe bereit, die ihre TN gut kann, z. B. ein Sprichwort ergänzen. So endet jedes Häppchen mit etwas Positivem.

KLEINES BEWEGUNGS-ALPHABET

Ab hier folgen jede Menge Bewegungshäppchen, alphabetisch sortiert nach den Anfangsbuchstaben der Aufgaben-Titel. Eine tabellarische Übersicht nach jeweils beanspruchten Körperteilen finden Sie auf Seite 22.

ARMDRÜCKEN

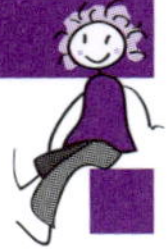

Material: Je TN 1 Stuhl mit Armlehnen.

Aufgabe:

- Aufrecht auf die vordere Hälfte der Sitzfläche eines Stuhls setzen, mit beiden Händen direkt neben dem Rumpf die Armlehnen umfassen, Fußsohlen am Boden, Unter- und Oberschenkel bilden einen weit geöffneten Winkel.
- Aus dieser Ausgangsposition das Körpergewicht nach oben stemmen. Dabei weitgehend die Kraft der Arme nutzen und die Beine möglichst wenig einsetzen. Oberarme und Ellbogen dicht am Körper halten.
- Körper von der Sitzfläche abheben, Arme strecken, jedoch nicht komplett durchstrecken, sondern Ellbogen leicht gebeugt halten, dann langsam wieder auf den Stuhl zurücksinken und das Gewicht dabei mit Armkraft abfangen. Mehrere Wiederholungen.

Beachten:

- Blick geradeaus richten.
- Atmung beobachten – beim Hochdrücken ausatmen, in entspannter Position einatmen!

Trainingsschwerpunkt:

- Kräftigung Oberarme.

Formulierungs-Vorschlag: *Krafttraining für die Oberarme zum Aufstehen vom Stuhl durchgeführt.*

AUF UND AB

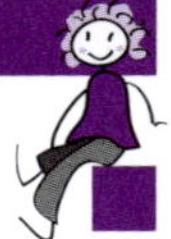

Material: 1 Stuhl je TN.

Aufgabe:

- Vorn auf die Sitzfläche des Stuhls setzen, Füße schulterbreit auseinander, kleine Schrittstellung, d. h. ein Fuß steht mit der ganzen Sohle auf dem Boden, der andere leicht nach hinten versetzt auf der Spitze, Rumpf leicht vorgebeugt, Rücken gerade, Blick nach vorn.
- Aufstehen ohne Schwung und möglichst ohne sich mit den Armen abzudrücken, Gesäß kurz von der Sitzfläche abheben und sofort anschließend langsam wieder hinsetzen.
- Abwechselnd mal rechten, mal linken Fuß nach vorn setzen.

Beachten:

- Auf geraden Rücken achten. Nicht nach unten schauen!
- Als AP bei Bedarf daneben setzen und die Übung parallel mitmachen, um die Bewegungsrichtung zu verdeutlichen.
- Bei fehlender Beinkraft anfangs mit den Armen seitlich abdrücken.
- Wer die Übung ohne Armunterstützung beherrscht, kann sich an eine sehr schwierige Variante wagen: Auf einem labilen Untergrund aufstehen. Dazu eine zusammengefaltete Decke oder ein Balancekissen auf den Boden legen. Rutschgefahr vermeiden, nur auf Teppich oder Antirutschmatte durchführen!

Trainingsschwerpunkt:

- Kräftigung der Oberschenkelmuskulatur.

Formulierungs-Vorschlag: *Aufstehen vom Stuhl und Hinsetzen trainiert mit | ohne Armunterstützung.*

AUSBAUEN

Material: Keins.

Aufgabe:

Es geht darum, Armbewegungen sehr langsam auszubauen – von klein zu groß, von schwach zu intensiv.

- Ausgangsposition sitzend oder stehend, Oberkörper aufrecht.
- Arme rechtwinklig beugen, Oberarme liegen eng am Körper, Unterarme zeigen nach vorn, Daumen nach oben.
- Aus dieser Position heraus kleine „Hackbewegungen" ausführen, also Unterarme auf und ab bewegen. Mit kleinen Bewegungen beginnen und langsam immer größer und intensiver, später langsam wieder kleiner werden.
- Wie oben, aber Oberarme vom Körper lösen und Übung mit gestreckten Armen ausführen.
- Arme seitlich auf Schulterhöhe lang ausstrecken. Aus dieser Haltung heraus langsam kleine Kreise mit den Armen beschreiben. Langsam schneller und größer mit den Bewegungen werden, am Ende wieder allmählich kleiner.

Beachten:

- Aufrechte Haltung des Oberkörpers beachten.

Trainingsschwerpunkte:

- Kräftigung der Arme und der Rumpfmuskulatur,
- Bewegungssteuerung.

Formulierungs-Vorschlag: *Sitzend | stehend Arme und Rumpfmuskulatur trainiert.*

BALLONSPIEL

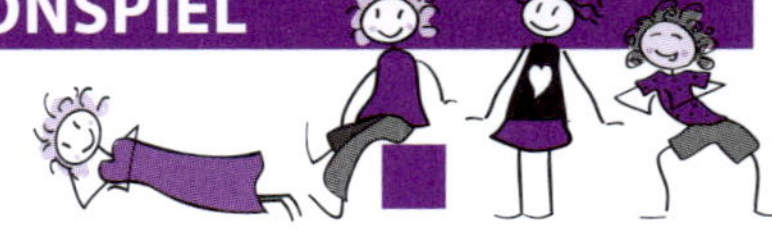

Material: Je TN 1 Luftballon.

Aufgabe:

- Je nach Mobilität der TN in der Fortbewegung, stehend, sitzend oder liegend spielen. In der Regel wird sitzend oder im Stand an einem Stuhl geübt.
- Den Ballon auf eine Hand legen, Arm ausstrecken und in verschiedene Richtungen so bewegen, dass der Ballon liegen bleibt. Im Wechsel rechts und links üben, mal auf der Handfläche, mal auf dem Handrücken.
- Ballon hochwerfen und wieder fangen.
- Ballon nach oben werfen, mit dem Kopf spielen und wieder fangen.
- Ballon anwerfen, mit einem Knie spielen und wieder fangen. Rechtes und linkes Knie im Wechsel.
- Wie oben, aber den Ballon mit einem Knie mehrfach hochkicken und erst danach wieder fangen.
- Ballon zwischen die Knie klemmen, sanft zusammendrücken und wieder locker lassen.

Beachten:

- Ballon mit Pumpe vorher aufblasen, nicht von TN aufpusten lassen!

Trainingsschwerpunkte:

- Geschicklichkeit,
- Auge-Hand-Koordination.

Formulierungs-Vorschlag: *Geschicklichkeit und Auge-Hand-Koordination sitzend | stehend | in Fortbewegung | im Liegen mit Ballon trainiert.*

BAUMSCHULE

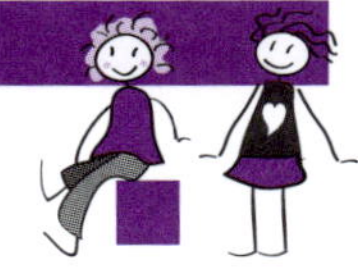

Material: Keins.

Aufgabe:

Es wird wahlweise im Stand oder im Sitzen geübt.

- Ausgangsposition stehend – leichte Schrittstellung, Spitze des hinteren Fußes zeigt etwas nach außen, vorderes Bein im Knie leicht gebeugt.
- Ausgangsposition sitzend – vordere Hälfte der Sitzfläche, Füße fest am Boden „wie verwurzelt", Hände liegen locker im Schoß.
- TN stellen sich vor, wie ein Baum wächst. Wurzeln entwickeln sich – Zehen und Füße bewegen; Stamm wächst – Oberkörper langsam aufrichten; Äste wachsen – Arme seitlich ausbreiten; Blätter sprießen – Finger bewegen; Wind bläst durch die Äste – Arme bewegen; Sturm kommt auf – gesamten Rumpf bewegen usw.

Beachten:

- Bewegungsideen der TN aufnehmen, keine festen Vorgaben machen, nur Impulse und Beispiele geben.

Trainingsschwerpunkte:

- Standsicherheit,
- Balance,
- Konzentration,
- Fantasie.

Formulierungs-Vorschlag: *Gesamten Körper in kurzer Bewegungsgeschichte stehend | sitzend durchbewegt.*

BECHERTENNIS

Material:

- 1 bis 2 Becher je TN.
- 1 Ball je TN (abhängig von der Bechergröße Tennis- oder Tischtennisball).

Aufgaben:

- Ball auf Boden oder Tischplatte fallen lassen (prellen), mit den Händen auffangen.
- Ball prellen, mit dem Becher auffangen, rechte und linke Hand im Wechsel.
- Wie oben, aber TN und AP stehen oder sitzen einander gegenüber, prellen sich den Ball zu. Handwechsel rechts und links.
- Wie oben, aber 2 Becher je TN, je einer in der rechten und linken Hand, diese im Wechsel einsetzen.

Beachten:

- Zu Beginn mit den Eigenschaften des Balls vertraut machen.
- Beim Zuspiel anfangs den Ball mehrmals prellen lassen. Das gibt TN mehr Zeit und dämpft die Stärke des Schwungs.
- Bei Geräuschempfindlichkeit wegen Hörhilfe statt Tischtennisball Katzenball benutzen, der jedoch in seinem Sprungverhalten anspruchsvoller ist.

Trainingsschwerpunkte:

- Bewegungssteuerung,
- Geschicklichkeit,
- Auge-Hand-Koordination,
- Reaktionsschnelligkeit.

Formulierungs-Vorschlag: *Ballspiel zur Förderung von Geschicklichkeit und Reaktionsschnelligkeit, als Partnerübung mit Anpassung an Partner und Gerät.*

BECKENUHR

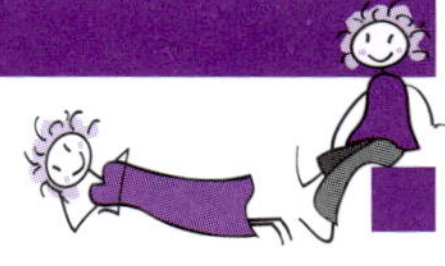

Material: Keins.

Aufgabe:

Es wird wahlweise liegend oder sitzend trainiert.

- Sitzend – entspannt auf der vorderen Hälfte des Stuhls, Füße haben festen Bodenkontakt.
- Liegend – Rückenlage, Beine schulterbreit geöffnet, Knie gebeugt, Füße aufgestellt.
- TN stellt sich vor, auf einem Zifferblatt zu sitzen bzw. zu liegen.
- Sitzend – am vorderen Sitzrand mittig ist die 12, am hinteren die 6, rechts die 3, links die 9.
- Liegend – Richtung Bauchnabel 12, Steißbein 6, seitlich 3 und 9.
- Das Becken zu den einzelnen gedachten Ziffern kippen. Mit 6 und 12 beginnen, danach durch Gewichtsverlagerungen abwechselnd zur 3 und 9 rollen.
- Am Ende alle Bewegungen zum Kreisen verbinden – mit dem Uhrzeigersinn und entgegengesetzt.

Beachten:

- Zu bewusster Körperwahrnehmung auffordern – Wie bewegt sich die Wirbelsäule? Was verändert sich an der Atmung? usw.

Trainingsschwerpunkte:

- Körperhaltung verändern, dynamisch sitzen | liegen,
- Beweglichkeit Becken und Lendenwirbelsäule,
- Rückenmuskulatur lockern.

Formulierungs-Vorschlag: *Liegend | sitzend Beweglichkeit von Becken und Lendenwirbelsäule trainiert.*

BEINSCHWINGEN

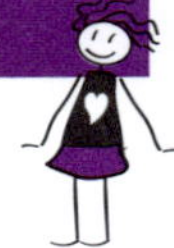

Material: 1 Stuhl je TN oder Handlauf.

Aufgabe:

- Neben den Stuhl stellen oder seitlich mit einer Schulter zum Handlauf.
- Mit einer Hand an Rückenlehne oder Handlauf festhalten.
- Das äußere, freie Bein mehrmals vor- und zurückschwingen. Nach einigen Durchgängen Seiten wechseln, das andere Bein schwingen lassen.
- Wie oben, aber zusätzlich den ebenfalls freien Arm mitschwingen – mal parallel, mal gegengleich. Rechtes Bein und rechter Arm oder linkes Bein und linker Arm.

Beachten:

- Hüfte nur leicht mitbewegen, nicht ins Hohlkreuz gehen.
- Oberkörper möglichst gerade halten.
- Auf sichere Haltemöglichkeit achten, eventuell zusätzlich an der Seite des Schwungbeins unterstützen.

Trainingsschwerpunkte:

- Balance,
- Mobilisation,
- Stabilisation,
- Koordination.

Formulierungs-Vorschlag: *Balance und Beinbeweglichkeit stehend, Halt mit einer Hand, geübt. Außerdem Arm-Bein-Koordination (nur bei zusätzlichem Armeinsatz).*

BRÜCKENBAU

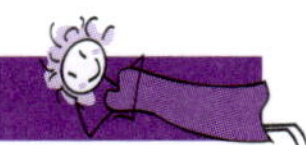

Material:

- Bett oder Liegematte.
- 1 weicher Ball, z. B. Redondo® Ball.

Aufgabe:

- TN liegt in Rückenlage im Bett oder auf einer Matte, Arme entspannt lang neben dem Körper.
- Beine hüftbreit aufstellen, einen weichen Ball zwischen den Knien einklemmen.
- Körpergewicht in Richtung der Füße verlagern.
- Steißbein langsam anheben, Wirbel für Wirbel aufrichten. Position kurz halten (möglichst ca. 10 Sekunden), dann langsam wieder ablegen.
- Wie oben, aber unter dieser „Brücke" berühren sich kurz die Hände und gehen dann wieder zurück in die Ausgangsposition.

Beachten:

- Auf langsame Bewegungsausführung achten.

Trainingsschwerpunkte:

- Kräftigung Gesäß- und Oberschenkelmuskulatur.

Formulierungs-Vorschlag: *Liegend Gesäß- und Oberschenkelmuskulatur trainiert mit Anheben des Beckens.*

CHAMPAGNERTOUR

Material:

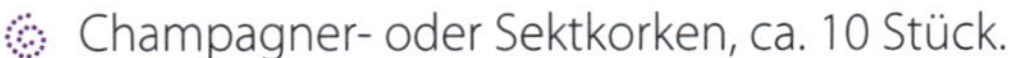

- Champagner- oder Sektkorken, ca. 10 Stück.

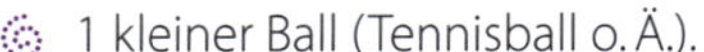

- 1 kleiner Ball (Tennisball o. Ä.).

Aufgabe:

- Den Ball nur durch Bewegen der Finger, die wie ein Zirkusartist über den Ball „laufen", über den Tisch rollen. Dabei Kurven und Richtungswechsel üben.
- Im Wechsel rechte und linke Hand einsetzen.
- Die Korken mit genügend Abstand so auf dem Tisch aufstellen, dass sie einen erkennbaren Parcours bilden.
- Den Ball wie oben bewegen und dabei eine Slalomtour durch den Parcours aus Champagnerkorken abrollen, vorwärts und rückwärts. Dabei Handwechsel vornehmen und möglichst keinen Korken umwerfen.

Beachten:

- Je weiter die Abstände zwischen den Korken, desto einfacher ist der Parcours zu überwinden.
- TN selbst die Korken für den Parcours aufstellen lassen.

Trainingsschwerpunkte:

- Feinmotorik,
- Geschicklichkeit,
- Bewegungssteuerung.

Formulierungs-Vorschlag: *Geschicklichkeit und Fingerfertigkeit sowie Steuerung feinmotorischer Bewegungen trainiert.*

DATENEINGABE

Material:

- 10 Karten mit den Ziffern von 0 bis 9 je TN.
- Zettel oder Karten mit mehrstelligen Zahlen.

Aufgabe:

- Ziffern durch Antippen mit den Fußspitzen zu Zahlen zusammensetzen.
- Sitzend – 10 Karten vor dem Stuhl in 2 Reihen am Boden so auslegen, dass alle gerade noch mit einer Fußspitze erreicht werden.
- Stehend hinter einem Stuhl – wie oben, aber mit einer Hand halten an Rückenlehne oder Handlauf.
- In Fortbewegung – Karten mit größerem Abstand im Raum auslegen. Zu jeder Karte gehen, antippen, zur nächsten gehen.
- TN stellt sich vor, Zahlen müssten mit den Füßen in eine Maschine eingegeben werden. Also jede Ziffer kurz mit der Fußspitze antippen. Zahlenvorgaben entweder vorgefertigten Zetteln entnehmen oder bekannte Telefonnummern, Postleitzahlen, Geburtsdatum usw. nutzen.
- Wie oben, aber AP tippt eine Zahl vor, TN tippt nach.

Beachten:

- Beide Beine bzw. Füße einsetzen.
- Zahlen immer lesen bzw. benennen lassen.

Trainingsschwerpunkte:

- Beweglichkeit der Beine | Balance | Gangsicherheit,
- Kognition.

Formulierungs-Vorschlag: *Beinbeweglichkeit sitzend | Balance im Stand | Gangsicherheit auf engem Raum in Kombination mit Zahlenumwandlung trainiert.*

EINKAUFSBUMMEL

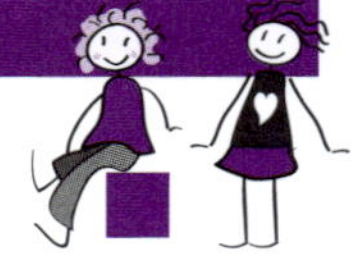

Material: Je TN 1 Tennisball im Einkaufsbeutel (als Schleuder).

Aufgabe:

- Tennisball in den Einkaufsbeutel legen, Beutel oben an den Griffen mit einer Hand fassen.
- Beutel neben dem Körper baumeln und dann aus dem Handgelenk heraus kreisen lassen – rechts und links herum, rechte und linke Hand im Wechsel.
- Beutel hängt am langen Arm neben dem Körper. Arm nach vorn und hinten schwingen, rechter und linker Arm im Wechsel. Beutel vorn übergeben von einer Hand in die andere.
- Beutel mit langem Arm vor dem Körper schwingen, weit nach links und rechts, beide Arme im Wechsel.
- Wie oben, aber die Bewegung großräumig mit dem gesamten Rumpf begleiten, den Oberkörper fließend mit bewegen.

Beachten:

- Darauf achten, dass der Beutel – und damit der Arm – tatsächlich schwingt und nicht geführt wird.
- Versuchen, in fließende Bewegungen zu kommen.

Trainingsschwerpunkte:

- Beweglichkeit der Handgelenke,
- Beweglichkeit der Schultergelenke,
- Stabilisation des Rumpfs.

Formulierungs-Vorschlag: *Beweglichkeit von Hand- und Schultergelenken trainiert und Rumpfmuskulatur gekräftigt.*

ELLBOGENMALEREI

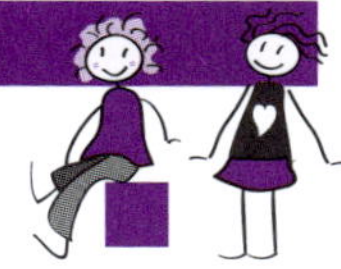

Material: Keins.

Aufgabe:
Im aufrechten Stand oder sitzend üben.

- Sitzend – aufrecht auf der vorderen Hälfte des Stuhls, Beine etwa schulterbreit auseinander, Ober- und Unterschenkel bilden einen leicht geöffneten rechten Winkel, Fußsohle komplett am Boden.
- Fingerspitzen der rechten Hand locker auf die rechte Schulter legen.
- Mit dem Ellbogen große Kreise in die Luft malen – vorwärts und rückwärts im Wechsel. Anschließend Seitenwechsel, links üben.
- Wie oben, aber beide Seiten gleichzeitig.
- Wie oben, aber mit kleinen Kreisen beginnen, langsam größer werden und mit wieder kleinen Kreisen enden.
- Wie oben, aber anstelle von Kreisen Zahlen, Buchstaben oder einfache Gegenstände in die Luft malen. TN malt, AP versucht zu erkennen, um was es sich handelt und umgekehrt.

Beachten:

- Beim Einatmen Arme nach oben heben, beim Ausatmen kreisen.
- Auf eventuelle Seitenunterschiede achten, schlechtere Seite intensiver üben.

Trainingsschwerpunkt:

- Beweglichkeit in den Schultergelenken.

Formulierungs-Vorschlag: *Beweglichkeit der Schultern rechts und links im Stand | im Sitzen trainiert.*

FINGERKREISEN

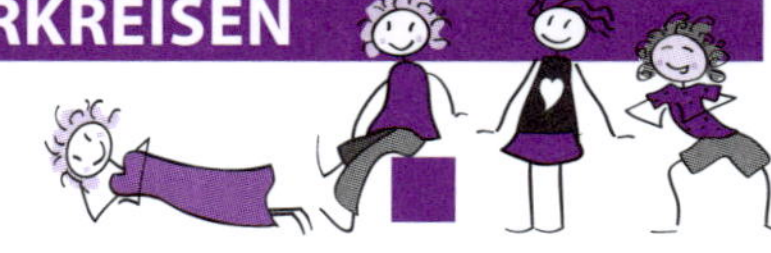

Material: Keins.

Aufgabe:

- Fingerkuppen beider Hände gegeneinander legen, als würden sie einen imaginären Ball umfassen.
- Die Daumen lösen und mehrmals umeinander kreisen lassen – wie beim bekannten „Däumchendrehen".
- Wie oben, aber die Richtung zwischendurch wechseln – einwärts | auswärts bzw. zum Körper hin und vom Körper weg im Wechsel.
- Daumenkuppen wieder aneinander legen. Die Zeigefinger lösen und genauso umeinander kreisen lassen. Anschließend alle weiteren Finger.

Beachten:

- Die Finger sollen sich eng umkreisen, aber möglichst nicht berühren.
- Fürs Erfolgserlebnis beim ersten Training nur mit den Daumen beginnen!
- Die Hände zwischendurch immer wieder ausschütteln zum Lockern.

Trainingsschwerpunkte:

- Fingerfertigkeit,
- Beweglichkeit der Fingergrundgelenke,
- Bewegungssteuerung,
- Hirndurchblutung,

Formulierungs-Vorschlag: *Fingerübungen, Bewegungssteuerung der Daumen | Daumen und Zeigefinger ... | aller Finger beider Hände.*

FÜHRUNG

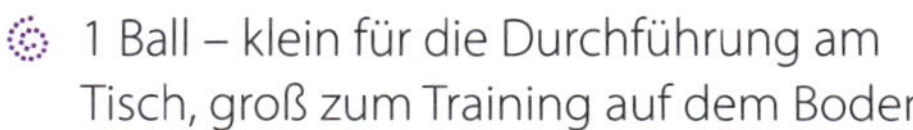

Material: Je TN

- 1 Ball – klein für die Durchführung am Tisch, groß zum Training auf dem Boden.

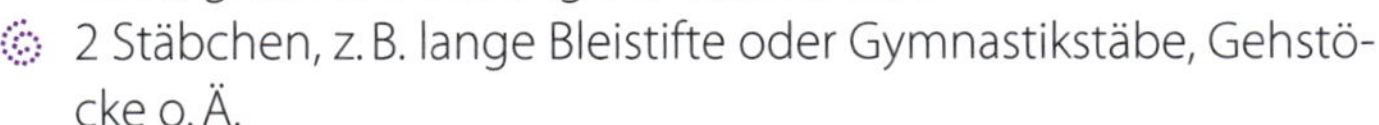

- 2 Stäbchen, z. B. lange Bleistifte oder Gymnastikstäbe, Gehstöcke o. Ä.
- Mehrere Alltagsgegenstände als Hindernisse für den Parcours, z. B. Kieselsteine, Buch, Stift usw. oder Stuhl, Eimer, Papierkorb usw.

Aufgabe:

- Geräte auswählen, abhängig von Mobilität der TN und räumlicher Situation. Bei viel Platz und mobilen TN mit 2 Gymnastikstäben und großem Ball auf dem Boden üben, sonst auf dem Tisch mit kleinem Ball und Stäbchen.
- Auf dem Boden oder dem Tisch einen Hindernisparcours aus mehreren Gegenständen aufbauen.
- Den Ball mithilfe der beiden Stäbe um die Hindernisse herumführen, ohne die Gegenstände zu berühren oder umzuwerfen.

Beachten:

- Vor dem Start auf dem Parcours, zunächst den Umgang mit Ball und Stäbchen ohne Hindernisse üben.

Trainingsschwerpunkte:

- Bewegungssteuerung,
- Auge-Hand-Koordination.

Formulierungs-Vorschlag: *Bewegungssteuerung und Auge-Hand-Koordination großräumig gehend im Zimmer | mit Feinabstimmung sitzend am Tisch geübt.*

GEDANKENSPAZIERGANG

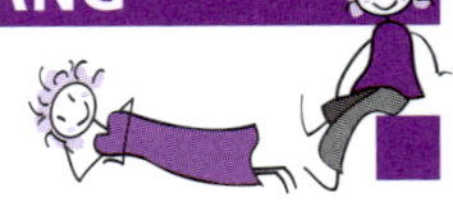

Material: Je TN 1 Stuhl, Bett oder Liegematte.

Aufgabe:

- Machen Sie gemeinsam – TN und AP – einen Gedankenspaziergang. Suchen Sie das Ziel nach TN-Interessen aus. Überlegen Sie zusammen, wie es auf dem Weg dorthin aussieht und was Ihnen unterwegs begegnet. Vollziehen Sie zur Situation passende Bewegungen. Beispiel Insel …
- Im Strandkorb sitzen, weichen, warmen Sand unter den Füßen spüren, mit den Zehen spielen, die Füße eingraben …
- Ans Wasser schlendern, eine Welle erreicht die Fußspitzen, Zehen einkrallen, im Wasser zappeln lassen, den weichen Schaum der ankommenden Welle fühlen, der die Füße umspielt, die bei Ebbe gewellte Sandoberfläche mit den Fußsohlen abtasten …
- Eine sanfte Brise streichelt die Haut im Gesicht, an den Armen …
- Die Sonne wärmt Stirn, Augenpartie, Wangen, Kinn …
- Zurück in den Strandkorb, räkeln, allmählich wieder ins Hier und Jetzt kommen.

Beachten:

- Bequem sitzen, Rücken angelehnt, Füße sicher am Boden, Hände locker im Schoß.
- Augen schließen, Atmung spüren, eigenen Körper wahrnehmen.

Trainingsschwerpunkte:

- Entspannung,
- Fantasie.

Formulierungs-Vorschlag: *Entspannung bei Gedankenspaziergang auf einer Insel | durch den Wald | im Park … erlebt.*

GESICHTSKONTROLLE

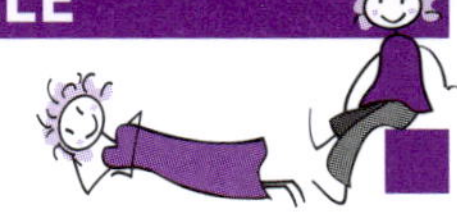

Material: 1 Handspiegel.

Aufgabe:

- Das eigene Gesicht mit den Fingerkuppen beider Hände sanft abklopfen.
- Verschiedene Gefühle ausdrücken, z. B. Freude, Trauer, Entsetzen, Wut, Überraschung usw.
- Auf Ansage Augen zukneifen, Augenbrauen hochziehen, Stirn in Falten legen, Nase rümpfen, Wangen aufblasen usw.
- Verschiedene Gesichtspartien mit Einsatz der Fingerkuppen bewegen, massieren, ziehen …
- Mund und Lippen bewegen – lächeln, Zähne zeigen, Kussmund formen, Unterlippe über die Oberlippe schieben und umgekehrt …

Beachten:

- Der Mensch verfügt über 26 Gesichtsmuskeln, von denen lediglich acht wesentlich für die Mimik verantwortlich sind.
- Als AP immer beginnen und Beispiele geben, Fratzen ziehen!
- Handspiegel nutzen, um eigene Mimik zu betrachten.

Trainingsschwerpunkte:

- Nonverbale Ausdrucksfähigkeit,
- Entspannung,
- Hautdurchblutung und -elastizität,
- Wachheit und Stimmung.

Formulierungs-Vorschlag: *Gesichtsmuskulatur trainiert und nonverbalen Ausdruck geübt.*

HANDTUCH-TWIST

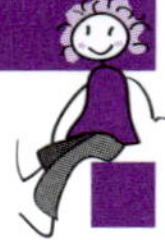

Material: 1 Stuhl und 1 Handtuch je TN.

Aufgabe:

- Das gefaltete Handtuch auf den Boden legen.
- Mit den Füßen | Zehen auseinanderfalten und glatt streichen. Wie fühlt sich der Stoff an? → hart, weich, rau, warm, kalt …
- Handtuch mit beiden Füßen zusammenraffen, im Uhrzeigersinn drehen. Richtung wechseln, wieder glatt streichen.
- Beide Füße mit der ganzen Sohle parallel auf das Handtuch stellen. In den Fußgelenken drehen (twist), so dass die Fußspitzen im Wechsel nach links, in die Mitte, nach rechts zeigen.
- Wie oben, aber Bewegung erfolgt auf Ansage nach rechts | links | in die Mitte.
- Am Ende das Handtuch mit den Füßen so weit wie möglich wieder zusammenfalten.

Beachten:

- Zwischendurch die Füße schütteln zum Auslockern.
- Falls möglich, ohne Schuhe üben und bewusst die Zehen bewegen.

Trainingsschwerpunkte:

- Beweglichkeit der Füße und Zehen,
- Taktile Wahrnehmung,
- Wortfindung,
- Räumliche Orientierung: rechts – links; innen – außen.

Formulierungs-Vorschlag: *Beweglichkeit in den Fußgelenken und taktile Wahrnehmung sitzend trainiert, verbunden mit Rechts-Links-Übungen.*

HANDZEICHEN

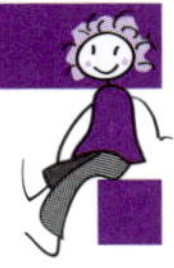

Material: Keins.

Aufgabe:

- AP und TN sitzen nebeneinander, je eine Hand auf Tisch oder Oberschenkel.
- AP gibt eine Handhaltung vor, TN ahmt nach.
- Bestimmte Haltung einnehmen, z. B. lockere Faust ballen, dabei Daumen rechtwinklig abspreizen und kleinen Finger ausstrecken.
- Wie oben, aber Seitenwechsel ohne Ansage – mal rechte, mal linke Hand einsetzen.
- Wie oben, aber beide Hände gleichzeitig in Position bringen – gegengleich oder unterschiedlich, parallel liegend oder gekreuzt.

Beachten:

- Zunächst einhändig üben rechts und links.
- Wird das gut beherrscht, beidhändig üben mit kombinierten Haltungen beider Hände, mit geraden oder gekreuzten Unterarmen, unterschiedlichen Positionen beider Hände usw.
- Nach einigen Durchgängen Rollen wechseln – TN gibt vor, AP ahmt nach.
- Schwieriger wird es, wenn AP und TN einander gegenüber sitzen.

Trainingsschwerpunkte:

- Beweglichkeit der Finger,
- Koordination,
- Räumliches Denken,
- Visuelle Wahrnehmung,
- Informationsverarbeitung.

Formulierungs-Vorschlag: *Fingerübungen ein- | beidhändig, Training von Feinmotorik und Kognition.*

HINDERNISPARCOURS

Material:

- 3 bis 10 kleine Gegenstände zum Übersteigen, z. B. Kirschsteinsäckchen, gefaltetes Handtuch, Buch usw.
- Handlauf.

Aufgabe:

- Auf einer festgelegten Strecke über mehrere Meter im Flur, an einer Wand mit Handlauf, eine Reihe von Gegenständen auslegen.
- Parcours gehend überwinden, indem die Materialien überstiegen werden. Eine Hand am Handlauf gibt dabei Sicherheit.
- Am Ende der Strecke umdrehen und mit der anderen Hand am Handlauf zurückgehen.
- Wie oben, aber rückwärts gehend die Gegenstände übersteigen.

Beachten:

- Wer mit einem Hilfsmittel unterwegs ist, z. B. mit Rollator, umgeht bzw. umfährt die Hindernisse statt sie zu übersteigen. Der Parcours wird dann frei mitten im Raum aufgebaut.
- Mit flachen Materialien beginnen, nach mehreren Übungseinheiten allmählich höhere Gegenstände aufbauen.
- Im Freien ergibt sich ein solcher Hindernisparcours oft von allein durch wechselnden Untergrund. Ein Stück Geländer macht den Garten zum Trainingsplatz.

Trainingsschwerpunkte:

- Bewegungssteuerung,
- Gangsicherheit.

Formulierungs-Vorschlag: *Auf Hindernisparcours Gangsicherheit und Bewegungssteuerung trainiert, Strecke von ca. X Metern [Entfernung einsetzen], mit | ohne Handlauf bzw. Hilfsmittel.*

HOCHKOMMEN

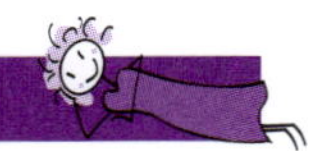

Material: 1 Liegematte oder Bett je TN.

Aufgabe:

- TN liegt auf dem Rücken, Beine angestellt, Arme liegen seitlich neben dem Körper.
- Aus dieser Ausgangsposition langsam Kopf, Schultern und Arme wenige Zentimeter von der Matte oder dem Bett abheben und geradeaus in Richtung der Knie führen. Blick nach vorn oben richten.
- Behutsam wieder in die Ausgangslage zurück gleiten lassen.
- Wie oben, aber Kopf, Schultern und Arme schräg in Richtung des linken Knies führen, wieder zurück in die Ausgangsposition und danach genauso zur rechten Seite.

Beachten:

- Die Übung ist sehr anstrengend, unterstützt aber wichtige Alltagsbewegungen enorm.

Trainingsschwerpunkt:

- Kräftigung der Bauchmuskulatur.

Formulierungs-Vorschlag: *Bauchmuskulatur im Liegen trainiert.*

IGELBALLVERSTECK

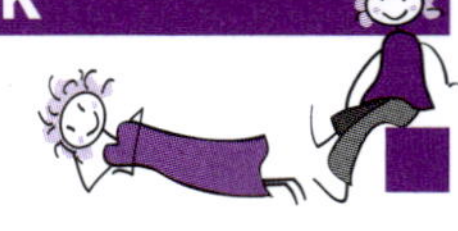

Material: Je TN 2 bis 3 kleine, unterschiedlich harte (Igel-)Bälle, alternativ kleines, gerolltes Handtuch, Waschlappen o. Ä.

Aufgabe:

- Igelbälle zeigen, Härtegrade erspüren lassen, auf verschiedene Größen und Farben aufmerksam machen.
- TN stellt sich vor, sie wäre eine „Prinzessin auf der Erbse". Es kommt auf intensive Wahrnehmung der eigenen Körperposition an.
- TN liegt oder sitzt. AP schiebt an eine oder mehrere Körperstellen einen Igelball, alternativ ein gerolltes Handtuch oder einen gerollten Waschhandschuh – unter einen Arm, in den Rücken, unter das Gesäß, ein Bein usw.
- TN erspürt und beschreibt die eigenen Wahrnehmungen. Was verändert sich? Ist eine Körperseite jetzt anders als die andere? Welcher Ball ist es – der harte oder der weiche, der größere oder der ganz kleine? usw.

Beachten:

- Die Übung eignet sich besonders für Menschen, die ihre liegende oder sitzende Position nicht selbstständig verändern (können).
- Ball oder Tuch nur kurz liegen lassen und dann neu positionieren.

Trainingsschwerpunkte:

- Wahrnehmung taktil und kinästhetisch,
- Konzentration.

Formulierungs-Vorschlag: *Wahrnehmung taktil und kinästhetisch stimuliert durch Mikrolagerungen.*

JONGLAGE

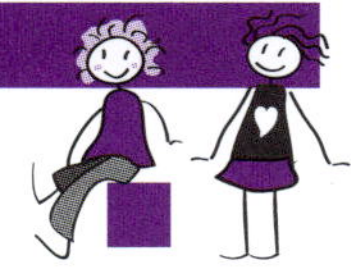

Material: 2 Chiffontücher in verschiedenen Farben je TN.

Aufgabe:

- Mit dem Tuch vertraut machen – betrachten, betasten, beschreiben.
- Tuch so hoch werfen, dass es möglichst lange in der Luft bleibt.
- Tuch mit der rechten Hand in der Mitte greifen, schnell nach links oben, mindestens bis auf Höhe der Schulter, ziehen. Dort loslassen und mit der linken Hand fangen. Anschließend gegengleich – linke Hand zur rechten Körperseite hochziehen, fallen lassen, mit rechter Hand etwa auf Bauchhöhe fangen.
- Nach einigen Trainingseinheiten mit 2 Tüchern experimentieren. Beide nacheinander abwerfen. Die Hand, die als zweite wirft, muss zuerst fangen. Versuchen in einen Rhythmus: werfen – werfen – fangen – fangen zu kommen. Mehrfach wiederholen.

Beachten:

- Zu Beginn TN einfach experimentieren lassen ohne Erklärung.
- Es kommt überhaupt nicht auf perfekte Ausführung und aufs Gelingen an. Allein das Üben bringt den Effekt.
- Farbe gibt Orientierung, welche Hand welches Tuch fängt.

Trainingsschwerpunkte:

- Auge-Hand-Koordination,
- Reaktionsschnelligkeit,
- Beweglichkeit im Arm-Schulter-Gürtel.

Formulierungs-Vorschlag: *Beweglichkeit im Arm-Schulter-Gürtel und Koordination mit Tuchjonglage geübt.*

KIESELTRANSPORT

Material:

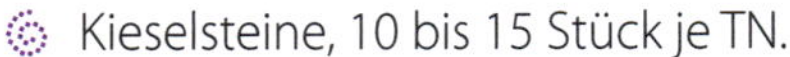

- Kieselsteine, 10 bis 15 Stück je TN.

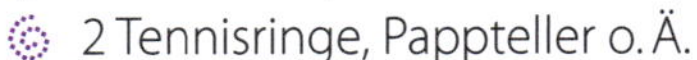

- 2 Tennisringe, Pappteller o. Ä.

Aufgabe:

- TN sitzt auf dem Stuhl, ganze Fußsohle am Boden. Es wird ohne Schuhe trainiert – barfuß oder in Strümpfen.
- Zu Beginn Kiesel auf den Tisch legen, in die Hände nehmen, betrachten, Unterschiede beschreiben.
- 2 deutlich unterschiedliche Steine zeigen, dann für den TN nicht sichtbar einen davon auf den Boden legen, mit den Füßen betasten, ohne hinzusehen. Welcher von beiden ist es?
- Alle Kieselsteine auf dem Boden vor dem Stuhl so auslegen, dass der TN sie mit den Füßen gut erreichen kann. Daraus ein Muster legen – Kreis, Linie, Spirale …
- 2 Tennisringe oder Pappteller auf den Boden legen. Alle Steine liegen auf einem. Kiesel mit den Füßen, möglichst nur den Zehen, greifen und in den anderen Ring legen.

Beachten:

- Die Übung lässt sich ideal im Sommer im Freien durchführen oder zu anderen Jahreszeiten drinnen mit einem Fußbad verbinden. Steine dann ins Wasser legen und dort bewegen lassen.

Trainingsschwerpunkte:

- Taktile Wahrnehmung,
- Beweglichkeit der Füße und Zehen.

Formulierungs-Vorschlag: *Fußübungen zur Beweglichkeit und taktilen Wahrnehmung durchgeführt.*

KLAMMERBEUTEL

Material:

- Beutel mit Wäscheklammern in verschiedenen Farben, Größen und Federstärken.
- 1 Bierdeckel je TN.

Aufgabe:

- Klammern ausschütten, betrachten, Unterschiede beschreiben.
- Experimentieren, alle ausprobieren, vergleichen.
- Nach Federstärke ordnen von leicht bis schwer gängig.
- Auf Ansage eine bestimmte Klammer ergreifen, kurz zusammendrücken und wieder ablegen – „die rote", „die gelbe", „die hölzerne", „die große" usw.
- Auf Ansage mit Daumen und immer wechselnden Fingern üben – Zeigefinger, Mittelfinger usw.
- Zugreifen wie auf einem Grabbeltisch und dabei möglichst viele Klammern auf einmal fassen, zählen. Mehrere Versuche.
- Möglichst viele Klammern an einen Bierdeckel klemmen – eine Hand klemmt fest, die andere nimmt anschließend alle ab. Danach Handwechsel.

Beachten:

- Jeweils mit rechter und linker Hand üben.
- Hände zwischendurch ausschütteln.

Trainingsschwerpunkte:

- Fingerkraft und -beweglichkeit,
- Koordination,
- Informationsverarbeitung,
- Hirndurchblutung.

Formulierungs-Vorschlag: *Kraft und Beweglichkeit der Finger beidhändig sowie Informationsverarbeitung mit Wäscheklammern trainiert.*

KORKENKEGELN

Material:

- 9 Weinkorken.
- 1 kleiner Ball oder eine Murmel.
- 2 kurze Schnüre, z. B. Schnürsenkel, als Bahnabgrenzung.

Aufgabe:

- 9 Korken wie Kegel auf dem Tisch aufstellen. Dabei ergibt sich ein auf der Spitze stehendes Quadrat von 3 x 3 Kegeln.
- Mit 2 Schnüren die „Bahn" abgrenzen.
- „In die vollen", also die Kugel bzw. den Ball so rollen, dass möglichst viele Korken fallen. Vor jedem Wurf alle 9 wieder aufstellen. Jeder gefallene Korken bringt einen Punkt. Im Kopf Punkte zählen. Wie viele sind nach 10 Würfen gefallen?
- „Abräumen". Wie oben, aber es geht darum, mit 5 Würfen möglichst alle 9 Korken zu Fall zu bringen. Erst nach dem fünften Wurf oder wenn alle Korken gefallen sind, wird das Bild wieder komplett aufgestellt.

Beachten:

- Die Abstände zwischen den Korken so klein halten, dass beim Ballkontakt tatsächlich mehrere umfallen können.
- TN die Korken nach vorherigem Beispiel selbst aufstellen lassen.
- Abwechselnd rechte und linke Hand einsetzen.

Trainingsschwerpunkte:

- Bewegungssteuerung,
- Geschicklichkeit,
- Merkfähigkeit.

Formulierungs-Vorschlag: *Bewegungssteuerung und Merkfähigkeit mit Korkenspiel trainiert.*

KREUZROLLEN

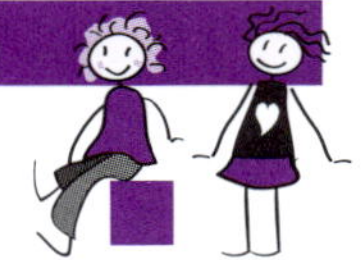

Material:

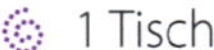

- 1 Tisch.

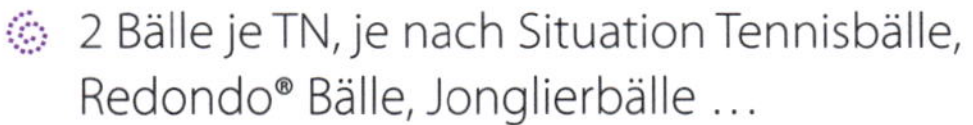

- 2 Bälle je TN, je nach Situation Tennisbälle, Redondo® Bälle, Jonglierbälle …

Aufgabe:

In sitzender oder stehender Ausgangsposition am Tisch und je nach motorischen Fähigkeiten mit mehr oder weniger Körpereinsatz üben.

- 2 Bälle, Auswahl nach vorhandenem Platz und motorischen Fähigkeiten der TN, auf den Tisch legen.
- 1 Ball mit der rechten, den anderen mit der linken Hand quer vor dem Körper parallel so hin und her rollen, dass sie stereotyp die Positionen wechseln.
- Wie oben, aber 1 Ball hat seine Startposition vom TN aus gesehen vorn links, der andere hinten rechts. Beide beschreiben mit ihrer Rollbahn eine Diagonale und kreuzen sich in der Mitte. Bei jedem Durchgang wechseln die Hände die Position.
  Ball rechts hinten rollt nach vorn links, der von vorn links nach hinten rechts. Ball und Hände versetzen von rechts hinten nach rechts vorn, von links vorn nach links hinten. Stetig wiederholen.

Beachten:

- Mit dem Geraderollen beginnen, erst dann überkreuzen.

Trainingsschwerpunkte:

- Koordination,
- Hirndurchblutung.

Formulierungs-Vorschlag: *Koordinationstraining mit Ballrollen durchgeführt.*

KUGELKREISEN

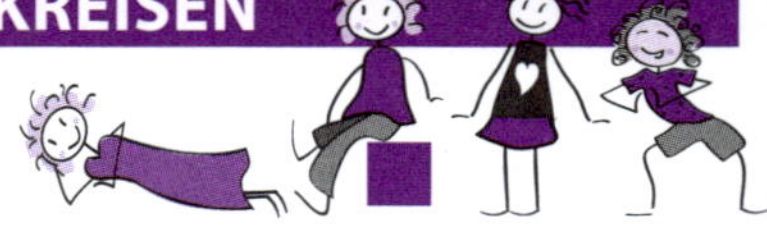

Material: Murmeln, Kastanien oder kleine Bälle, 2 je TN.

Aufgabe:

- Kugel betrachten, betasten, beschreiben.
- Von einer Hand in die andere hin- und hergeben.
- Auf einer Handfläche balancieren, abwechselnd rechts und links.
- Wie oben, aber dabei Armbewegungen ausführen – vorwärts, rückwärts, seitlich, kreisend.
- Beide Kugeln oder Bälle in eine Handfläche legen und nur mit den Fingern derselben Hand in Bewegung bringen.
- Wie oben, aber beide Kugeln kreisend umeinander bewegen – im Uhrzeigersinn und entgegengesetzt.

Beachten:

- Übungen sehr langsam ausführen. Es kommt auf Geschicklichkeit und gezieltes Bewegen der Finger an, nicht auf Schnelligkeit!
- Falls nötig, anfangs mit der jeweils anderen Hand nachhelfen, um die Kugeln in Bewegung zu bringen.

Trainingsschwerpunkte:

- Finger- / Handfertigkeit,
- Koordination,
- Konzentration.

Formulierungs-Vorschlag: *Ball- | Kugelübung zur Fingerfertigkeit und Koordination, einhändig rechts und links. Kugeldurchmesser ca. X cm [Größenangabe einfügen].*

LUFTBALLONTIPPEN

Material: 1 Luftballon je TN.

Aufgabe:

- Den Ballon nicht zu stramm aufpusten.
- Zwischen beiden Handflächen kneten.
- Mit beiden Händen halten, nacheinander Daumen, danach jeden Finger einzeln kurz hineindrücken und wieder locker lassen.
- Wie oben, aber unterschiedliche Finger auf Ansage eindrücken – AP sagt an, TN drückt.
- Ballon vor dem eigenen Körper mit Fingertipp von einer Hand zur anderen spielen. Wie viele Ballonwechsel ohne Unterbrechung schafft die TN?
- Wie oben, aber TN und AP spielen sich gegenseitig zu. Ballon nur mit einem Finger antippen und immer im Wechsel einmal die rechte, einmal die linke Hand benutzen.

Beachten:

- Auf keinen Fall TN selbst den Ballon aufblasen lassen!
- Bei der Ansage der Finger Rollen tauschen – TN ansagen lassen.
- Beim Zuspiel Abstand allmählich vergrößern und durch Spielen weit nach rechts und links Oberkörpereinsatz provozieren.
- Zum Tippen unterschiedliche Finger benutzen.

Trainingsschwerpunkte:

- Beweglichkeit der Finger,
- Auge-Hand-Koordination,
- Reaktionsschnelligkeit.

Formulierungs-Vorschlag: *Fingerbeweglichkeit, Koordination und Reaktion beim Luftballonzuspiel in der Fortbewegung | im Stand | im Sitzen geübt.*

METRONOM

Material:

- 1 Ball – Tennisball, Tischtennisball, Redondo® Ball …, je nach Situation und motorischen Fähigkeiten der TN.
- 1 Tisch.

Aufgabe:

- Ball wählen nach motorischen Fähigkeiten und räumlicher Situation. Bei viel Bewegungsraum eignet sich ein größerer Ball, in der Regel jedoch ein normaler Tennisball. Intensive Herausforderung bringt ein Tischtennisball.
- TN sitzt oder steht vor einem Tisch.
- Ball in beide Hände nehmen, aus geringer Höhe, ca. 10 bis 20 Zentimeter, auf den Tisch fallen lassen. Nach einmaligem Prellen auf dem Tisch sofort mit beiden Händen auffangen.
- Wie oben, aber in eine gleichmäßige Taktung kommen, etwa einen Sekundentakt, wie ein Metronom.
- Wie oben, aber mit einer Hand spielen, rechts/links im Wechsel.

Beachten:

- Bei Verwendung eines Tischtennisballs TN mit Hörhilfen fragen, ob sie das Geräusch als unangenehm empfinden. In diesem Fall ausweichen auf einen Katzenball. Der ist geräuschlos, dafür jedoch anspruchsvoller im Sprungverhalten.

Trainingsschwerpunkte:

- Rhythmisierung,
- Auge-Hand-Koordination,
- Reaktionsschnelligkeit.

Formulierungs-Vorschlag: *Rhythmisierung, Auge-Hand-Koordination und Reaktion mit Ballübung am Tisch trainiert.*

NACKENGRIFF

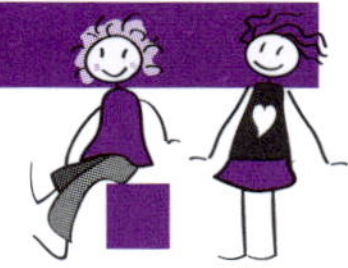

Material: Keins.

Aufgabe:

- Einen Arm seitlich ausstrecken.
- Langsam gestreckt nach oben führen.
- Im Ellbogengelenk beugen und die geöffnete Hand in Richtung des gegenüberliegenden Schulterblatts führen.
- Wie oben, aber mit beiden Armen gleichzeitig. Die geöffneten Hände hinter dem Nacken zusammenführen.
- Die Ellbogen zeigen dabei jeweils zu den Seiten.

Beachten:

- Seitendifferenzen rechts und links beobachten.
- Darauf achten, dass die Ellbogen tatsächlich zu den Seiten zeigen und keine Ausweichbewegungen nach vorn gemacht werden.

  Tipp: Mit dem Rücken an eine Wand stellen und die Arme so bewegen, dass sie Kontakt mit der Wand behalten.

Trainingsschwerpunkt:

- Beweglichkeit der Schultern, Außenrotation.

Formulierungs-Vorschlag: *Beweglichkeit im Arm-Schulter-Gürtel beidseitig stehend | sitzend trainiert.*

- *Bewegung kann beidseitig mit | ohne Ausweichbewegung (nur rechts | links) ausgeführt werden.*
- *Hände können (nicht) zusammengeführt werden.*

PARADEKISSEN

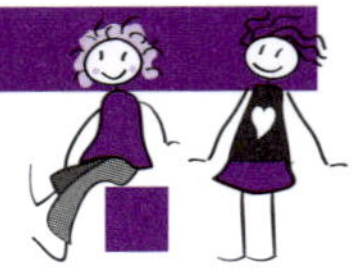

Material: 1 kleines Kissen je TN.

Aufgabe:

- Mit dem Kissen experimentieren – betasten, zusammendrücken, glatt streichen usw.
- Kissen hochwerfen und auffangen.
- Kissen dem Gegenüber (AP) zuwerfen.
- Kissen einander zuwerfen und dabei (losgelöst vom Wurftakt!) Begriffe mit „Kissen" nennen – Parade~, Luft~, Sitz~ usw.
- Kissen um den Körper herum geben, im Uhrzeigersinn und entgegengesetzt.
- Kissen zwischen die Beine klemmen und zusammendrücken.
- Kissen in den Rücken legen und verschiedene Positionen ausprobieren – sitzend oder stehend an einer Wand, je nach Trainingssituation.

Beachten:

- Bei der Doppelaufgabe – werfen und Begriffe nennen – darauf achten, dass das Kissen immer in Bewegung bleibt, nicht festhalten, auch wenn gerade kein Begriff genannt wird.

Trainingsschwerpunkte:

- Bauch-, Rumpf-, Beckenbodenmuskulatur kräftigen,
- Körperspannung,
- Doppelaufgabe (Dual Tasking).

Formulierungs-Vorschlag: *Übungen zur Kräftigung des Rumpfes durchgeführt, verbunden mit kognitiver Aufgabe.*

PLATZKONZERT

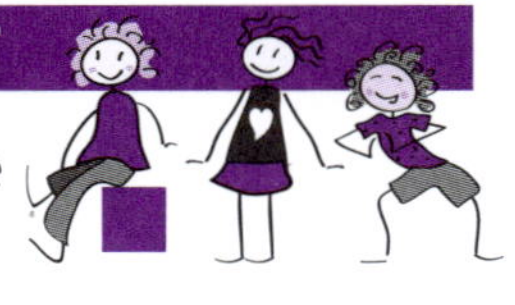

Material: Musik – von CD, Tablet, Smartphone oder selbst gesungen und Haltemöglichkeit (Stuhl oder Handlauf).

Aufgabe:

- TN steht hinter einem Stuhl, falls nötig, mit den Händen auf der Rückenlehne. Bei Standunsicherheit Doppelstuhl nutzen, also 2 Stühle hintereinander, TN steht dazwischen, einen Stuhl vor, einen hinter sich.
  Wer nicht im Stehen trainieren kann, übt sitzend, bewegt dabei intensiv Beine und Arme. Wer mobil ist, bewegt sich gehend durch den Raum, auch mit Richtungswechseln.
- Musik nach individuellem Geschmack auswählen – Marsch oder Rock, Schlager oder Volkslied.
- Zur Musik Gehbewegungen am Platz ausführen. Dabei auf intensiven Körpereinsatz achten und möglichst Handfassung lösen, Arme gegengleich zur Beinbewegung einsetzen.

Beachten:

- (Mit-)Singen ist günstig für die Atmung und um die Belastung passend zu dosieren. Es hebt außerdem die Stimmung.
- Länge des Musikstücks bewusst auswählen und bei Bedarf als Motivator nutzen – bei jedem Training ein paar Sekunden länger.

Trainingsschwerpunkt:

- Ausdauer.

Formulierungs-Vorschlag: *Ausdauertraining – Gehen am Platz mit Musik, stehend | sitzend über X Minuten [Zeitangabe einfügen] durchgeführt.*

PUNKTGENAU

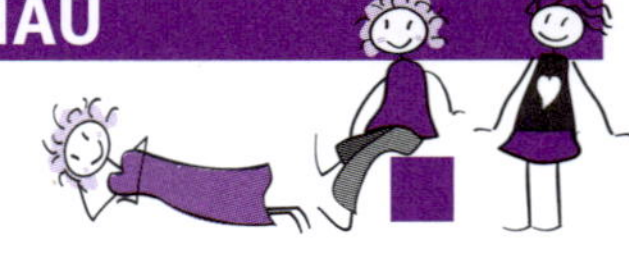

Material: Keins.

Aufgabe:

- Die TN schließt die Augen. Die AP tippt sanft bei der TN mit der Fingerkuppe kurz eine Körperstelle an.
- TN tippt sofort anschließend diese Stelle selbst am eigenen Körper nach.
- Wie oben, aber AP tippt an sich selbst an, TN tippt am eigenen Körper nach.
- Wie oben, aber die Körperstelle wird benannt, statt sie zu berühren – (linker) Zeigefinger, (rechte) Schulter, (linke) Wade usw.
- Wie oben, aber gleichzeitig an zwei Stellen tippen (sehr anspruchsvoll!).

Beachten:

- Diese Übung ist besonders für bettlägerige Personen und Menschen mit (unvollständigen) Lähmungen (Paresen bzw. Plegien) wichtig, um eine realistische Vorstellung vom eigenen Körper zu erhalten.
- Abhängig von der Beziehung zwischen AP und TN, mit „neutralen" Körperstellen, z. B. Händen, Armen und Schultern beginnen.
- Beim Antippen nach einigen Durchgängen Rollen tauschen.
- Diese Übung lässt sich auch gut mit der Körperpflege verbinden.

Trainingsschwerpunkte:

- Taktile Wahrnehmung und Körperschema,
- Konzentration,
- Wortfindung.

Formulierungs-Vorschlag: *Taktile Wahrnehmung und Wortfindung mit Tippübung am eigenen Körper trainiert.*

RAFFROLLO

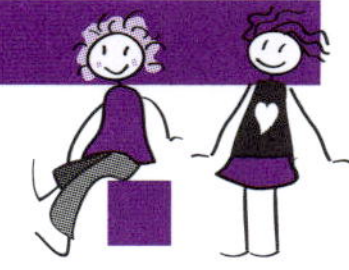

Material: 1 Handtuch je TN.

Aufgabe:

- Handtuch ausbreiten und mit Daumen und Zeigefinger rundherum am Saum entlang fahren, im Uhrzeigersinn und entgegengesetzt.
- Handtuch quer vor dem Körper halten, so dass es wie eine Gardine herunterhängt.
- Mit dem Tuch rund um den Körper herum in alle Richtungen wedeln.
- Oben an den Außenseiten fassen und durch Bewegen der Finger hochraffen, bis es wie eine Ziehharmonika aussieht.
- Danach Tuch wieder herunterlassen und erneut hochraffen.

Beachten:

- Zwischendurch Handtuch mehrfach ablegen, Arme und Hände ausschütteln.

Trainingsschwerpunkte:

- Beweglichkeit der Finger,
- Kräftigen der Arme.

Formulierungs-Vorschlag: *Fingerbeweglichkeit geübt und Armtraining mit Handtuch durchgeführt.*

RICHTUNGSWECHSEL

Material: 1 Plakat mit vier Richtungspfeilen (oben, unten, rechts, links) je einer Blau, Rot, Gelb und Grün.

Aufgabe:
- Plakat für TN gut sichtbar aufhängen oder -stellen.
- Beide Arme jeweils möglichst schnell in die angezeigte oder angesagte Richtung bewegen, danach zurück in die Ausgangsposition.
- AP zeigt auf einen Pfeil, TN bringt beide Arme ausgestreckt in entsprechende Richtung.
- Wie oben, aber die Bewegungsrichtung mitsprechen „oben“, „unten“, „rechts“, „links“.
- Wie oben, aber statt die Richtung zu zeigen, die Farbe ansagen. Zeigt der blaue Pfeil nach oben, gehen bei „Blau“ die Arme hoch.
- Nur für orientierte TN – Arme in die dem genannten oder gezeigten Pfeil entgegengesetzte Richtung bewegen.

Beachten:
- Nach einigen Durchgängen Rollen tauschen, TN gibt vor, AP bewegt die Arme.
- Wer die Arme nur eingeschränkt bewegen kann, zeigt die Richtung mit nur Unterarmen oder sogar nur den Daumen an.

Trainingsschwerpunkte:
- Beweglichkeit der Arme,
- Informations-Verarbeitungs-Geschwindigkeit.

Formulierungs-Vorschlag: *Beweglichkeit im Arm-Schulter-Gürtel in Kombination mit Informations-Verarbeitungs-Geschwindigkeit sitzend | stehend geübt.*

ROLLATORTRAINING

Material:

- 1 Rollator je TN.
- Musik, individuell auswählen von Marsch bis Rock, alternativ Wanderlied singen.

Aufgabe:

- Mit dem Rollator durch den Raum oder über den Flur gehen, dabei mehrere Richtungswechsel vornehmen.
- TN steht bei festgestellten Bremsen, Handgriffe gefasst.
- Zur Musik oder zum eigenen Gesang locker gehen auf der Stelle.
- Aus sicherem Stand langsam ein Knie vor dem Körper heben, kurz halten und wieder absetzen, rechts und links im Wechsel.
- TN sitzt aufrecht auf der Sitzfläche, Füße parallel, Fußsohlen fest am Boden, Arme auf den Armlehnen bzw. Handgriffen. Aus dieser sicheren Sitzposition heraus den rechten Arm hoch in die Luft heben, gleichzeitig das linke Bein ausstrecken. Anschließend Seitenwechsel – linker Arm und rechtes Bein.

Beachten:

- Trainiert wird mit dem jeweils eigenen Rollator der TN, so dass die Einstellung der Höhe und der Handgriffe passt und der Umgang mit dem Hilfsmittel vertraut ist.
- Bei Übungen im Stand und im Sitzen immer auf arretierte Bremsen achten!!!

Trainingsschwerpunkte:

- Ausdauer,
- Kraft,
- Koordination,
- Beweglichkeit.

Formulierungs-Vorschlag: *Ganzkörpertraining gehend, stehend und sitzend mit dem Rollator durchgeführt.*

ROTATION

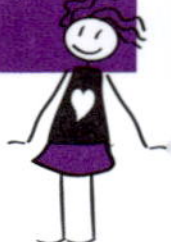

Material: 1 Tennisball je TN und Haltemöglichkeit an Handlauf oder Stuhl.

Aufgabe:

- Aufrecht hinstellen, mit der rechten Hand an Handlauf, Stuhllehne oder fester Tischplatte abstützen.
- Rechtes Bein steht stabil, ganzer Fuß am Boden, Knie leicht gebeugt.
- Unter den linken Fuß einen Tennisball legen.
- Den Ball kreisen lassen, links herum und rechts herum.
- Möglichst große Kreise beschreiben, einwärts und auswärts.
- Wie oben, aber Seitenwechsel.

Beachten:

- Vorsicht bei TN nach Hüftoperationen! Übung nicht bzw. nur nach Rücksprache mit Fachkräften ausführen.
- Geübte lösen die stützende Hand.
- Wer standsicher ist, stellt sich mit dem Standbein auf ein mehrfach gefaltetes Handtuch.

Trainingsschwerpunkte:

- Balance,
- Außenrotation Hüftgelenke.

Formulierungs-Vorschlag: *Beweglichkeit in den Hüftgelenken und Gleichgewicht im Stand trainiert.*

SÄCKCHENBALANCE

Material:

- 1 Kirschsteinsäckchen je TN.
- 1 Stuhl je TN, bei standunsicheren TN 2 Stühle.

Aufgabe:

- TN steht zwischen 2 Stühlen, 1 mit der Sitzfläche hinter und 1 mit der Rückenlehne vor dem TN. Wer standsicher ist, übt mit nur 1 Stuhl bzw. frei im Raum. Wer überhaupt nicht stehen kann, trainiert sitzend.
- Kirschsteinsäckchen auf dem Kopf platzieren, Hände auf die Rückenlehne des vorderen Stuhls legen. Einen Fuß vom Boden lösen, kurz halten, wieder absetzen, Standbein wechseln. Möglichst auch eine Hand lösen oder ganz frei stehen. Das Säckchen soll auf dem Kopf liegen bleiben.
- Stehen mit einer Hand an der Rückenlehne, in der anderen das Säckchen. Ein Bein anheben, Säckchen auf dem Oberschenkel ablegen, einige Sekunden halten, Bein wieder abstellen und mit dem anderen Bein üben.

Beachten:

- Bei sitzenden TN auf aufrechte Haltung des Oberkörpers und Sitz auf der vorderen Hälfte der Sitzfläche achten.
- Mobile TN balancieren gehend das Säckchen auf dem Kopf.

Trainingsschwerpunkte:

- Körperhaltung,
- Balance.

Formulierungs-Vorschlag: *Balance frei im Raum | stehend mit Doppelstuhl | sitzend trainiert.*

SCHLEIFEN

Material: Mehrere Bänder oder Schnüre, z. B. dicker Bindfaden, Kordeln, Schnürsenkel, Schleifenband usw. in unterschiedlichen Qualitäten und Längen.

Aufgabe:

- Verschiedene Schnüre betrachten und betasten. Materialien beschreiben.
- Alle wie Linien lang nebeneinander auf dem Tisch auslegen.
- Einzelne Schnüre zu Wellenlinien formen.
- Beliebige Formen legen – Kreis, Quadrat, Dreieck usw.
- Aus einer Schnur eine liegende Acht formen und mit Daumen und Zeigefinger daran entlangfahren, rechte und linke Hand im Wechsel.
- Wie oben, aber eine sehr große Acht formen und mit intensivem Armeinsatz die Linien nachfahren.
- Aus den verschiedenen Schnüren Schleifen binden.
- Einzelne Schnüre mehrfach verknoten und anschließend wieder entwirren.

Beachten:

- Schnurstärken nach mehreren Trainings allmählich immer feiner wählen, so dass es für die TN eine Herausforderung bedeutet, z. B. Schleifen zu binden oder Knoten zu entwirren.

Trainingsschwerpunkte:

- Fingerfertigkeit,
- Koordination.

Formulierungs-Vorschlag: *Fingerfertigkeit und Koordination mit Schnüren geübt, Schleifen gebunden, Knoten entwirrt.*

SCHÜRZENGRIFF

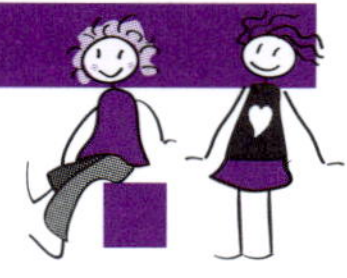

Material: Je TN 1 beliebiger, leichter Gegenstand zum Überreichen, z. B. ein Päckchen Papiertaschentücher, ein Tuch o. Ä.

Aufgabe:

- Arme neben dem Körper schwingen, rechts und links, jede Seite mehrmals, gegengleich, parallel.
- Hinter dem Rücken beide Hände so weit wie möglich zusammenführen wie beim Zubinden einer Schürze.
- Einen leichten Gegenstand um den Rumpf herumgeben und jeweils vor dem Körper und am Rücken von einer Hand in die andere überreichen.

Beachten:

- Schmerzgrenzen beobachten und nicht überschreiten.
- Übung nur aktiv ausführen lassen, nicht passiv unterstützen.
- Auf Unterschiede rechts und links achten.
- Falls nötig, der TN „einen Arm leihen", d. h. den zu überreichenden Gegenstand weitergeben in eine Hand der TN. Das gilt, wenn die Übung nur mit einem Arm ausgeführt werden kann oder der Bewegungsradius der TN nicht ausreicht, um die Hände zusammenzuführen.

Trainingsschwerpunkte:

- Beweglichkeit in Schultergelenk, -gürtel, Ellbogengelenk …

Formulierungs-Vorschlag: *Beweglichkeit im Arm-Schulter-Gürtel beidseitig stehend | sitzend trainiert.*

- *Hände können (nicht) zusammengeführt werden.*
- *Abstand zwischen beiden Händen ca. X Zentimeter [Wert eintragen].*
- *Übung mit Unterstützung einseitig möglich.*

SCHWAMMDRÜCKEN

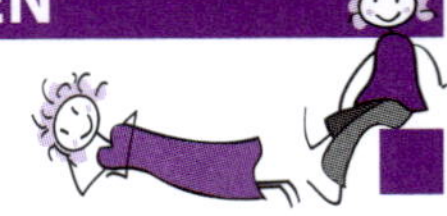

Material: Verschiedene Schwämme.

Aufgabe:

- Schwämme betrachten und betasten, Unterschiede erspüren und beschreiben – Natur oder Schaumstoff, hart oder weich, locker oder fest usw.
- TN schließt die Augen, AP streicht mit verschiedenen Schwämmen über Hände, Arme usw. Welcher Schwamm war das?
- Schwamm von einer Hand in die andere geben, beim Annehmen jeweils fest zusammendrücken, dann wieder locker lassen. Die Finger der freien Hand jedes Mal bewusst weit spreizen und beim Annehmen wieder fest zufassen.
- Einen Schwamm so fest zusammendrücken, als würde er ausgewrungen.

Beachten:

- Nach mehreren Durchgängen immer wieder die Hände kräftig ausschütteln.
- Falls möglich, mit einer Wasserschüssel oder am Waschbecken üben, Schwämme tatsächlich auswringen lassen.

Trainingsschwerpunkte:

- Taktile Wahrnehmung,
- Fingerkraft und -beweglichkeit.

Formulierungs-Vorschlag: *Fingerübungen für Kraft und Beweglichkeit sowie zur taktilen Wahrnehmung durchgeführt.*

SCHWANENHALS

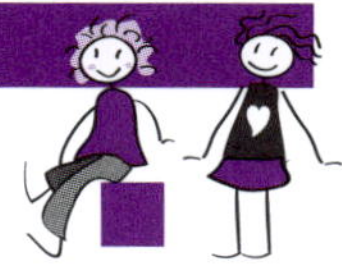

Material: Keins.

Aufgabe:

- Entspannt sitzen oder stehen, Schultern und Arme hängen lassen.
- Schultern bewusst absenken und den Hals langsam Richtung Zimmerdecke strecken, als ob er an einem Faden nach oben gezogen würde.
- Danach wieder zurück in die Ausgangsposition gehen.
- Kopf so weit wie möglich nach vorn beugen, Kinn Richtung Brustbein.
- Aus dieser Position Kopf nach rechts drehen und gleichzeitig so neigen, dass das Ohr sich so weit wie möglich in Richtung Schulter bewegt. Anschließend Seitenwechsel.

Beachten:

- Auf aufrechte Haltung achten, Rundrücken vermeiden.
- Das Kinn sollte möglichst das Schlüsselbein berühren und das Ohr sich deutlich sichtbar der Schulter nähern.
- Auf eventuelle Seitenunterschiede achten, „schlechtere" Seite intensiv trainieren.

Trainingsschwerpunkte:

- Dehnung der Halsmuskulatur,
- Beweglichkeit des Kopfes.

Formulierungs-Vorschlag: *Beweglichkeit von Kopf und Halsmuskulatur geübt, Hals gedehnt.*

SEITBEUGEN

Material:

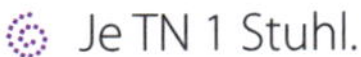

- Je TN 1 Stuhl.

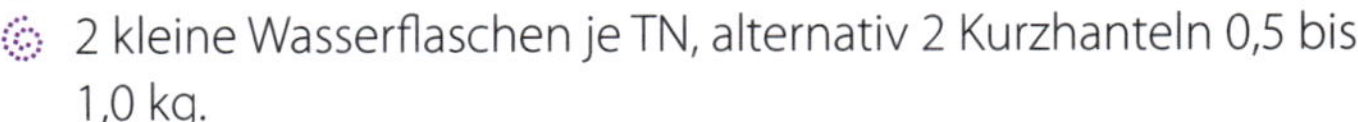

- 2 kleine Wasserflaschen je TN, alternativ 2 Kurzhanteln 0,5 bis 1,0 kg.

Aufgabe:

- Ausgangsposition ist aufrechter Sitz auf dem Stuhl, vordere Hälfte der Sitzfläche, Beine etwa schulterbreit auseinander, Füße stehen fest am Boden, Ober- und Unterschenkel bilden einen leicht geöffneten rechten Winkel.
- Wasserflaschen oder Hanteln seitlich vom Stuhl rechts und links aufstellen.
- Den Oberkörper so zur Seite beugen, dass die Flasche erreicht wird. Flasche mit langem Arm ergreifen und zum geraden Sitz aufrichten. Flasche mit gleicher Bewegung wieder abstellen. Zurück in die Ausgangsposition und danach die Flasche auf der anderen Seite mit gleicher Seitbeuge holen und wieder absetzen.

Beachten:

- Nach jeder Seitbeuge kurz in der Ausgangsposition verharren.
- Ausweichbewegungen unbedingt vermeiden. Nur der Oberkörper bewegt sich, Beine und Hüfte bleiben gerade. Der Oberkörper bleibt in der Achse, als ob er sich an einer unsichtbaren Wand entlang bewegt, nicht nach vorn beugen!

Trainingsschwerpunkte:

- Kräftigung der Bauchmuskeln und der Rückenstrecker.

Formulierungs-Vorschlag: *Beweglichkeit des Rumpfes seitlich rechts und links im Sitzen trainiert.*

STANDHAFT

Material: 1 Stuhl je TN.

Aufgabe:

- Geübt wird stehend in einer Zimmerecke, an zwei Seiten abgesichert durch die Wand. Vor dem TN steht zum Abstützen für alle Fälle ein Stuhl, Rückenlehne zeigt zum TN.
- Aufrecht stehen, Füße geschlossen nebeneinander, Arme vor dem Oberkörper gekreuzt, Blick geradeaus.
- In dieser Haltung mit offenen Augen mindestens 10 Sekunden verharren. Danach kurz räkeln und dann nächste Übung.
- TN steht mit hüftbreit geöffneten Beinen, beide Hände liegen auf der Rückenlehne des Stuhls.
- Aus dieser Position abwechselnd das rechte und linke Bein langsam seitlich anheben, Fußspitze zeigt dabei nach vorn, und wieder absetzen.

Beachten:

- Als AP gegenüber hinstellen und Blickkontakt halten.
- Beide Übungen im Wechsel ausführen – still stehen und Beine seitlich heben.

Trainingsschwerpunkte:

- Standsicherheit,
- Gleichgewicht,
- Beweglichkeit in den Hüftgelenken.

Formulierungs-Vorschlag: *Standsicherheit und Beweglichkeit in den Hüftgelenken geübt.*

STUHLFUSSBALL

Material:

- 1 Stuhl je TN.
- 1 weicher, leichter Ball (Redondo® Ball, Wasserball o. Ä.).

Aufgabe:

- AP und TN oder zwei TN sitzen einander gegenüber, jeweils auf der vorderen Hälfte der Sitzfläche.
- Ball zunächst betrachten und mit den Händen betasten. Wie fühlt er sich an? Wie sieht er aus? usw.
- Ball auf den Boden legen, mit den Füßen einander zuspielen.
- Wie oben, aber mitzählen, wie viele Bälle mit dem linken, wie viele mit dem rechten Fuß gekickt wurden.
- Wie oben, aber im Wechsel einen Ball mit dem linken, einen mit dem rechten Fuß kicken.
- Wie oben, aber versuchen, ein „Tor" zu schießen, d. h. den Ball zwischen die beiden Stuhlbeine des Gegenübers zu befördern.

Beachten:

- Darauf achten, dass beide Füße bzw. Beine zum Einsatz kommen.
- Abstand zwischen den Stühlen allmählich vergrößern und bewusst immer wieder so zuspielen, dass die Beine weit nach rechts und links bewegt werden müssen.

Trainingsschwerpunkte:

- Beweglichkeit der Beine,
- Ausdauer,
- Reaktionsschnelligkeit.

Formulierungs-Vorschlag: *Fußball im Sitzen gespielt – Beine, Ausdauer und Reaktion trainiert.*

STUHLPRELLBALL

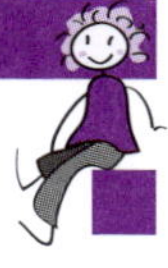

Material:

- 1 Stuhl je TN.
- 1 Ball.
- 1 Seil, 1 Gymnastikreifen oder Klebeband

Aufgabe:

- TN und AP sitzen sich jeweils auf einem Stuhl gegenüber.
- In der Mitte zwischen beiden auf dem Boden einen Reifen deponieren, alternativ ein Seil zum Kreis formen oder einen Kreis mit Klebeband markieren.
- Den Ball so in den Reifen prellen, dass er vom Gegenüber gefangen und anschließend zurückgeprellt werden kann.
- Wie oben, aber der Reifen liegt nicht mehr mittig zwischen beiden, sondern wird so verschoben, dass mehr Oberkörpereinsatz erforderlich ist, um die Aufgabe zu bewältigen.
- Wie oben, aber den Ball stereotyp hin und her prellen, und zeitgleich Begriffe nennen – „Alles, was rund ist".

Beachten:

- Bei der Doppelaufgabe darauf achten, dass der Ball nicht festgehalten wird. Völlig losgelöst von diesem Takt Begriffe nennen, möglichst ohne Wiederholungen. Fällt keinem ein Begriff ein, zwischendurch „Ball" sagen, damit keine zu langen Pausen entstehen.

Trainingsschwerpunkte:

- Bewegungssteuerung, Auge-Hand-Koordination,
- Reaktionsschnelligkeit,
- Wortfindung.

Formulierungs-Vorschlag: *Ballspiel im Sitzen zur Bewegungssteuerung und Wortfindung durchgeführt.*

TANDEMGANG

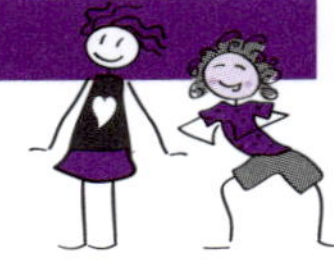

Material: Handlauf.

Aufgabe:

- Einbeinstand. Blick zur Wand, beide Hände am Handlauf, beide Füße im leichten Grätschstand nebeneinander. Ein Bein leicht vom Boden abheben, Handfassung lösen, Position ca. 10 Sekunden halten. Rechts und links im Wechsel.
- Tandem-Stand. Stand mit einer Schulter zur Wand, eine Hand am Handlauf. Füße hintereinanderstellen, Ferse des einen Fußes berührt Spitze des anderen. Handfassung für ca. 10 Sekunden lösen, Beine ausschütteln, anderen Fuß nach vorn setzen.
- Tandemgang. Position wie oben. Jeweils Ferse des einen vor Spitze des anderes Fußes setzen, mehrere Schritte nacheinander, Handfassung dabei lösen. Wer fit ist, geht anschließend in gleicher Weise rückwärts.

Beachten:

- Auf feste Schuhe achten.
- Genügend Abstand zur Wand bzw. zum Handlauf halten!
- Für eventuell nötige Pause Sitzmöglichkeit bereithalten.
- TN mit hoher Gangsicherheit üben ohne Handlauf, gehen über eine Linie.

Trainingsschwerpunkte:

- Gleichgewicht,
- Stand- und Gangsicherheit.

Formulierungs-Vorschlag: *Gleichgewichtsübungen am Handlauf durchgeführt. Einbein- | Tandemstand wird X Sekunden gehalten, X Schritte [Anzahlen einfügen] Tandemgang.*

TREPPENTRAINING

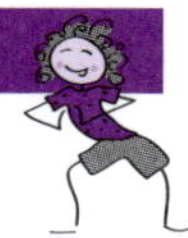

Material: 1 Treppe mit Handlauf an beiden Seiten.

Aufgabe:

- TN steht unterhalb der ersten Stufe, hält sich mit einer Hand am Geländer. Rechten Fuß auf die Stufe setzen, linken Fuß nachziehen. Kurz verharren, dann mit dem rechten Fuß zuerst absteigen, linken Fußen nachsetzen.
- Wie oben, aber mit dem linken Fuß beginnen, rechten nachziehen usw. Mehrere Durchgänge.
- Wer fit genug ist und so viele Auf- und Abstiege schafft wie die Treppe Stufen hat, trainiert nicht nur auf der ersten Stufe, sondern steigt die gesamte Treppe hoch.

Beachten:

- Seitenwechsel vornehmen, mal mit der linken, mal mit der rechten Seite am Handlauf trainieren.
- Sitzgelegenheit zum eventuell nötigen Ausruhen zwischendurch bereithalten am Fuß der Treppe und | oder auf dem Treppenabsatz.

Trainingsschwerpunkte:

- Beinkraft,
- Ausdauer,
- Balance.

Formulierungs-Vorschlag: *Beim Treppentraining Beinkraft, Balance und Ausdauer geübt, bis zu X Stufen [Anzahl einfügen] am Stück gestiegen.*

TRIPPELN

Material: Je TN 1 Stuhl.

Aufgabe:

- Aufrecht auf der vorderen Hälfte der Sitzfläche eines Stuhls sitzen, Arme seitlich, Hände an der Sitzfläche. Aus dieser Ausgangsposition heraus verschiedene Schrittvariationen durchführen.
- Mit den Fußspitzen so weit wie möglich geradeaus vor und wieder zurück trippeln.
- Nur die Fersen aufsetzen und geradeaus weit vor und zurück trippeln.
- Wie oben, aber die Fußspitzen zeigen dabei schräg nach außen.
- Mit den Füßen trippelnd einen Halbkreis beschreiben, dabei mit dem Gesäß mitgehen, ganz nach links, ganz nach rechts und wieder in die Ausgangsposition.
- In der Ausgangsposition sehr schnelle Trippelschritte am Platz ausführen, allmählich langsamer werden, dann wieder schneller.
- Mit den Füßen wiederholt ein V-förmiges Muster beschreiben – rechts vor, links vor, rechts wieder zurück, links zurück.

Beachten:

- Nicht an der Rücklehne anlehnen, aufrechte Haltung des Oberkörpers.
- Blick geradeaus richten.

Trainingsschwerpunkte:

- Kräftigung Bein- und Rumpfmuskulatur.

Formulierungs-Vorschlag: *Schrittvariationen im Sitzen geübt.*

TROCKENÜBUNG

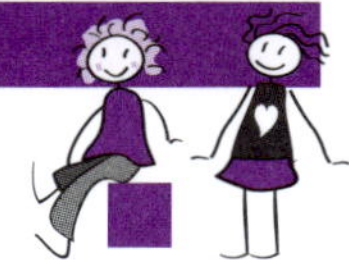

Material: 1 Handtuch je TN.

Aufgabe:

- Handtuch raffen wie zum Abtrocknen des Rückens.
- So auf Brusthöhe quer vor dem Körper halten, an den Enden fassen, leicht gespannt halten.
- Brustbein anheben, Schultern nach hinten unten ziehen.
- In gespanntem Zustand Handtuch nach rechts und links schwingen.
- In Achterbewegungen rechts und links vom Körper schwingen.
- Handtuch waagerecht vorschieben und zurückziehen durch Beugen und Strecken der Arme im Wechsel.
- Handtuch mit langen Armen gespannt halten, im Wechsel jeweils einen Arm nach unten, den anderen nach oben bewegen. Das Handtuch dreht sich dann in der Längsachse hin und her wie ein Propeller.

Beachten:

- Handtuch immer leicht gespannt halten.
- Beim Training im Stand Knie leicht beugen.

Trainingsschwerpunkte:

- Brust- und Rückenmuskulatur kräftigen,
- Beweglichkeit Schultergelenke.

Formulierungs-Vorschlag: *Kräftigung von Brust- und Rückenmuskulatur sowie Schulterbeweglichkeit mit Handtuchtraining.*

TROMMELWIRBEL

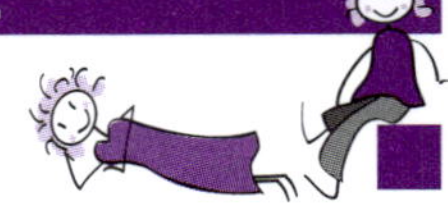

Material: 1 Waschschüssel, Eimer o. ä. je TN.

Aufgabe:

- Mit der Waschschüssel experimentieren, auf unterschiedliche Weise Geräusche erzeugen – reiben, streichen, klopfen usw.
- Auf wechselnde Lautstärken achten – ganz laut und wieder leise trommeln, intensiven Trommelwirbel mit Armeinsatz erzeugen usw.
- Waschschüssel zwischen die Knie klemmen und darauf kurze, selbst kreierte Tonfolgen trommeln.
- AP gibt Trommelfolge vor, TN ahmt nach, z. B.
  - 3 x ohne Betonung – 1-2-3, 1-2-3, 1-2-3,
  - 3 x mit Betonung auf dem ersten Schlag – **1**-2-3, **1**-2-3, **1**-2-3,
  - 4 x mit Betonung auf dem zweiten Schlag – 1-**2**-3-4, 1-**2**-3-4, 1-**2**-3-4 usw.
- Tonfolge kombinieren aus Schlägen auf die Waschschüssel und Klatschen in die Hände, auf Tisch, Oberschenkel usw.

Beachten:

- Nach einigen Durchgängen Rollen tauschen – TN gibt Trommelfolge vor, AP trommelt nach.

Trainingsschwerpunkte:

- Rhythmisierung,
- Konzentration,
- Merkfähigkeit.

Formulierungs-Vorschlag: *Rhythmische Aktivitäten mit Trommelübungen durchgeführt.*

UNTERSCHENKELKICK

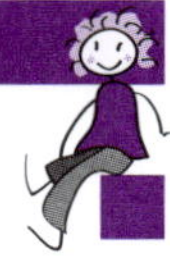

Material: Je TN 1 Stuhl.

Aufgabe:

- TN sitzt auf der vorderen Hälfte der Sitzfläche eines Stuhls, Oberkörper aufrecht, Hände liegen locker auf den Oberschenkeln, Beine hüftbreit geöffnet, Füße stehen auf dem Boden.
- Aus dieser Ausgangsposition einen Unterschenkel kraftvoll in die Luft kicken, als sollte ein imaginärer Ball möglichst weit weg geschossen werden. Beide Beine im Wechsel.
- Ausgangsposition wie oben. Bein langsam nach oben führen, gestreckt waagerecht halten, Fußspitze zum Körper ziehen und wieder locker lassen. Beide Beine im Wechsel.

Beachten:

- Aufrechte Haltung des Oberkörpers, ohne mit dem Rücken die Lehne zu berühren. Eventuell zur Unterstützung einen nur wenig aufgeblasenen Redondo® Ball in den Rücken legen.

Trainingsschwerpunkte:

- Kräftigung der Beinmuskulatur,
- Stabilisation des Rumpfs.

Formulierungs-Vorschlag: *Sitzend Beinkraft und aufrechte Haltung trainiert.*

VENENPUMPE

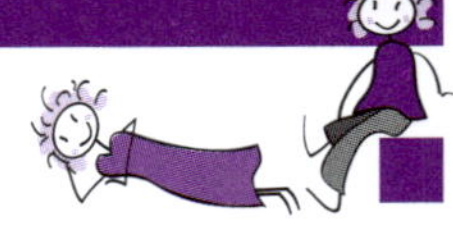

Material: Keins.

Aufgabe:

Geübt wird wahlweise im Liegen oder sitzend.

- Liegend – Rückenlage, seitlich mit den Armen abstützen, Beine angewinkelt, Füße aufgestellt.
  Ein Bein senkrecht nach oben strecken, Fußspitze anziehen, mit dieser Fußhaltung Bein langsam wieder nach unten führen, Fuß locker lassen und Bein ablegen. Beinwechsel, mehrere Durchgänge.
- Sitzend – Aufrecht auf der vorderen Hälfte des Stuhls, Beine schulterbreit geöffnet, Ober- und Unterschenkel bilden einen leicht geöffneten rechten Winkel, Fußsohlen fest am Boden. Fußspitze hochziehen, gleichzeitig Fersen fest in den Boden drücken. Anschließend umgekehrt – Fußspitze in den Boden drücken, Fersen hochziehen. Beide Positionen im Wechsel jeweils kurz halten. Es entsteht eine Wippbewegung, auch gegengleich – ein Fuß im Ballenstand, der andere auf der Ferse.

Beachten:

- Übung eignet sich besonders für TN, die lange liegen oder sitzen.
- Nach der Übung Beine auslockern.

Trainingsschwerpunkte:

- Durchblutung der Wadenmuskulatur,
- Kräftigen der Unterschenkel.

Formulierungs-Vorschlag: *Beintraining zur Aktivierung der Muskelpumpe in den Unterschenkeln liegend | sitzend durchgeführt.*

WADENDEHNUNG

Material: 1 Stuhl je TN, alternativ Handlauf.

Aufgabe:

- TN steht in Schrittstellung hinter einem Stuhl oder vor einem Handlauf, Arme lang, Hände auf der Rückenlehne des Stuhls oder am Handlauf.
- Gewicht auf das vordere Bein verlagern, Knie gebeugt.
- Rücken gerade, hinteres Bein weit zurück stellen, Ferse fest am Boden, so dass ein Ziehen in der Wade spürbar wird. Kurz in dieser Position verharren, dann Beine wechseln.
- Wird diese Bewegung beherrscht, anschließend Gegenbewegung ausführen – Füße an ihren Positionen lassen, Gewicht auf das hintere Bein verlagern. Dabei gedanklich auf einen imaginären Stuhl setzen, Knie beugen. Das vordere Bein strecken, Fußspitze nach oben ziehen.

Beachten:

- Rücken und hinteres Bein bilden eine gerade Linie.
- Bei der Gegenbewegung darauf achten, dass das gebeugte Knie des hinteren Beins nicht über die Fußspitze hinausragt.

Trainingsschwerpunkte:

- Dehnung der Wadenmuskulatur,
- Kräftigung Oberschenkel.

Formulierungs-Vorschlag: *Im Stand Wadenmuskulatur gedehnt und Oberschenkel gekräftigt.*

WAND-FARBEN

Material:

- Farbplättchen in Blau, Rot, Gelb und Grün, ca. 2 bis 5 je Farbe, je nach Bewegungsradius und Wandgröße.
- Haftklebepunkte, 1 je Farbplättchen.

Aufgabe:

- Farbplättchen an einer Wand befestigen. Abstände so wählen, dass alle Plättchen von einem festen Stand- oder Sitzplatz aus mit den Händen erreichbar sind. Einige Plättchen sollten so weit entfernt sein, dass es nötig ist, sich zu recken, um sie gerade noch antippen zu können.
- A nennt eine Farbe, B tippt ein entsprechendes Plättchen an.
- Wie oben, aber 2 Farben nennen, beide Arme einsetzen. Jede Hand tippt eine Farbe an.
- Wie oben, aber Blau und Gelb immer mit dem linken, Rot und Grün immer mit dem rechten Arm erreichen.

Beachten:

- Mit einer Farbe und einem Arm beginnen.
- Nach mehreren Einheiten langsam steigern: 2 Farben und beide Arme; Entfernungen vergrößern …

Trainingsschwerpunkte:

- Gelenkigkeit,
- Beweglichkeit der Schultern,
- Auge-Hand-Koordination,
- Farberkennung,
- Informations-Verarbeitungs-Geschwindigkeit.

Formulierungs-Vorschlag: *Sitzend | stehend Übungen zur Beweglichkeit des Arm-Schulter-Gürtels und zur Auge-Hand-Koordination. Gleichzeitig Erkennen und Benennen der vier psychologischen Grundfarben sowie Geschwindigkeit der Informations-Verarbeitung.*

WENDEHALS

Material: Keins.

Aufgabe:

- Im Raum oder im Freien in der sichtbaren Umgebung genau umschauen, alles intensiv betrachten.
- Benennen und beschreiben, was alles zu sehen ist – Kalender, Wanduhr, gelbe Vorhänge, Kastanienbaum, Nistkasten usw.
- AP benennt einen beliebigen Gegenstand. TN sucht vom eigenen Standort aus mit Blicken, dreht den Kopf in die entsprechende Richtung und deutet mit ausgestrecktem Arm aufs Ziel.
- Wie oben, aber mobile TN suchen vom festem Standort aus nur mit Kopfbewegungen, gehen aber dann zu dem Gegenstand, statt mit dem Arm darauf zu zeigen.

Beachten:

- In der Suchphase nur den Kopf drehen. Es kommt auf die Beweglichkeit im Hals- und Nackenbereich an.
- Nach einigen Durchgängen Rollen tauschen: TN benennt, AP sucht und zeigt.

Trainingsschwerpunkte:

- Beweglichkeit Hals und Nacken,
- Schwindelprophylaxe,
- Wortfindung,
- Visuelle Wahrnehmung,
- Informations-Verarbeitungs-Geschwindigkeit.

Formulierungs-Vorschlag: *Mobilität von Hals und Nacken, verbunden mit Wortfindung, visueller Wahrnehmung und Informationsverarbeitung trainiert.*

ZEHENRAUPE

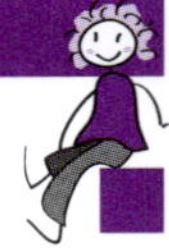

Material: Je TN 1 Stuhl.

Aufgabe:

- Aufrecht sitzen, vordere Hälfte der Sitzfläche, Beine schulterbreit geöffnet, Fußsohlen am Boden, ohne Schuhe.
- In der Ausgangsposition stehen die Knie etwa über dem Mittelfuß.
- Zehen nach vorn strecken, in den Boden krallen, Ferse in Richtung Vorfuß ziehen, aufsetzen und wieder die Zehen vorstrecken, Fuß nachziehen. Die Fußbewegung ähnelt der Bewegung einer Raupe.
- Anschließend die gleiche Bewegung rückwärts, also Zehen einkrallen und Richtung Ferse ziehen, aufsetzen, Fuß lang machen und Ferse nach hinten schieben, dort aufsetzen. Erneut Zehen einkrallen usw.
  Mehrmals in jede Richtung, Füße einzeln nacheinander, anschließend beide gleichzeitig, auch gegengleich.

Beachten:

- Bewegung langsam ausführen.

Trainingsschwerpunkte:

- Kräftigung der Fußmuskulatur,
- Koordination.

Formulierungs-Vorschlag: *Fußmuskulatur im Sitzen trainiert.*

ZIELWERFEN

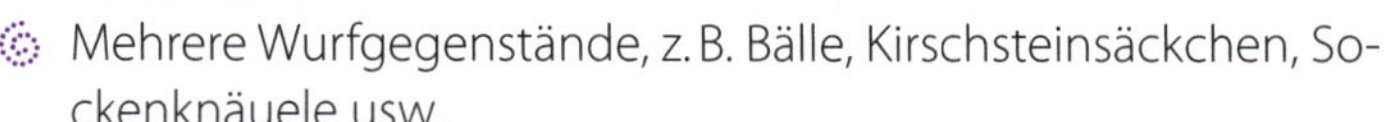

Material:

- 1 größeres Gefäß, z. B. Papierkorb, Karton o. Ä.
- Mehrere Wurfgegenstände, z. B. Bälle, Kirschsteinsäckchen, Sockenknäuele usw.

Aufgabe:

- Zielwerfen mit verschiedenen Gegenständen in einen Behälter.
- Abstand zwischen Abwurf und Behälter allmählich vergrößern.
- Mit rechter und linker Hand im Wechsel werfen.
- Mit unterschiedlichen Gegenständen werfen, die verschiedene Formen, Gewichte, Flugeigenschaften haben, werfen.
- Bei sicherer Ausgangsposition(!) mit geschlossenen Augen werfen.
- Aus der Fortbewegung heraus, quasi im Vorbeigehen, werfen.
- Auf sich bewegendes Ziel werfen, d. h. AP bewegt sich mit dem Behälter durch den Raum, TN wirft.

Beachten:

- Als AP mitmachen!

Trainingsschwerpunkte:

- Koordination, Bewegungssteuerung, Differenzierung und Auge-Hand-Koordination.

Formulierungs-Vorschlag: *Zielwerfen zur Förderung der koordinativen Fähigkeiten durchgeführt – im Sitzen | aus dem Stand | in der Fortbewegung.*

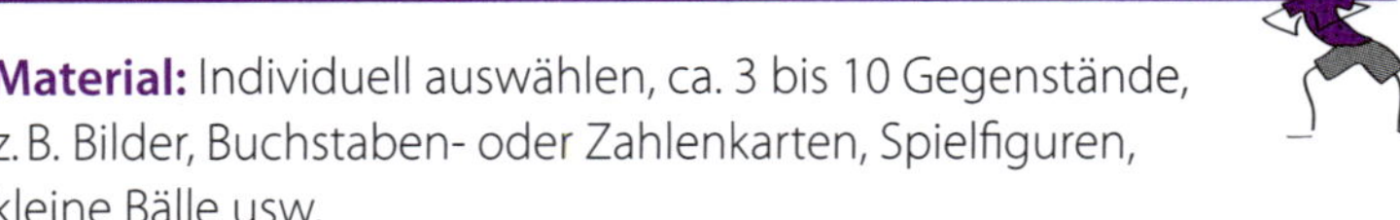

ZIMMERRUNDGANG

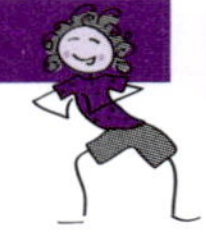

Material: Individuell auswählen, ca. 3 bis 10 Gegenstände, z. B. Bilder, Buchstaben- oder Zahlenkarten, Spielfiguren, kleine Bälle usw.

Aufgabe:

- Anzahl der Gegenstände festlegen, abhängig von Zeitrahmen und Mobilität der TN.
- Mehrere Teile – mindestens 3 – im Raum sichtbar auslegen oder aufhängen – Regal, Fensterbank, Tisch, Schrank, Fenster …
- TN geht im Zimmer umher und betrachtet alle Teile und | oder merkt sich, was wo liegt und | oder sammelt alle Gegenstände ein.
- Kurz über die Materialien sprechen.
- Am Ende erinnern, was wo gelegen hat. Alternativ legt die TN alles wieder zurück an seinen Platz.

Beachten:

- Gegenstände so wählen, dass sie beim TN Interesse wecken und Motivation geben, sich dorthin zu bewegen. Für einen passionierten Schachspieler z. B. Schachfiguren verteilen, für die Blumenfreundin Bilder von bekannten Sorten aufhängen usw.
- Anzahl der Gegenstände langsam erhöhen, Bewegungsraum ausdehnen, weitere Strecken, gesamter Wohnbereich …

Trainingsschwerpunkte:

- Fortbewegen im Wohnumfeld, Bewegungssicherheit,
- Räumliche Orientierung,
- Merkfähigkeit.

Formulierungs-Vorschlag: *Fortbewegen im eigenen Zimmer trainiert mit | ohne Hilfsmittel. Ausgelegte Gegenstände zum Thema X [Begriff einsetzen] eingesammelt und besprochen.*

Anhang

Literatur

JASPER, Bettina M.: Formulierungshilfen Mobilität und Bewegung. Individuell beschreiben. Vincentz Network, Hannover 2016.

JASPER, Bettina M. | WILLIG, Simone: Musik bewegt. Mit Evergreens Herz und Hirn aktivieren. Vincentz Network, Hannover 2016.

JASPER, Bettina M.: Das Bewegungsbuch. Mit Alltagsmaterial trainieren und Spaß haben. Vincentz Network, Hannover 2014.

JASPER, Bettina M.: Bewegen, Trainieren, Denken. So fördern Sie Heimbewohner optimal. Vincentz Network, Hannover 2012.

JASPER, Bettina M.: Brainfitness. Meyer & Meyer Verlag, Aachen, 3. überarbeitete und ergänzte Auflage 2012.

JASPER, Bettina M. | REGELIN, Petra: Menschen mit Demenz bewegen. 196 Aktivierungsübungen für Kopf und Körper. Vincentz Network, Hannover 2011.

JASPER, Bettina M.: Brainwalking. Mental fit beim Gehen! Meyer & Meyer Verlag, Aachen 2010.

JASPER, Bettina M. | REGELIN, Petra: Geistig fit & mobil bis ins hohe Alter. Eine Anleitung für Angehörige und Ehrenamtliche. Trias Verlag, Stuttgart 2009.

JASPER, Bettina M.: Farbenfroh aktivieren. Mit Rot, Gelb, Blau das Gedächtnis trainieren, die Bewegung fördern; Vincentz Network, Hannover 2007.

JASPER, Bettina M.: Koordination & Gehirnjogging, Meyer & Meyer Verlag, Aachen 2002.

REGELIN, Petra | JASPER, Bettina M. | HAMMES, Antje: Aktiv bis 100. Hochaltrige Menschen in Bewegung bringen. Meyer & Meyer Verlag, Aachen 2013.

VINCENTZ NETWORK (Hrsg.): Altenpflege Dossier Mobilität. Ressourcen erkennen, Bewegung fördern. Vincentz Network, Hannover 2015.

VOELCKER-REHAGE, Claudia | TITTLBACH, Susanne | JASPER, Bettina M. | REGELIN, Petra: Gehirntraining durch Bewegung. Meyer & Meyer Verlag, Aachen 2013.

Dank

Zum Schluss gilt mein Dank denjenigen, die auf unterschiedliche Weise ihre Anteile an diesem Buchprojekt hatten.

- **Bettina Schäfer**, die wieder einmal in allen Phasen des Entstehungsprozesses ein offenes Ohr hatte. Die Gespräche mit ihr geben mir immer wieder wichtige Anregungen. In unserer langjährigen Zusammenarbeit ist sie mir eine wichtige Projektbegleiterin und Impulsgeberin geworden. Die freundschaftliche Zusammenarbeit möchte ich nicht missen.
- **Klaus Mencke** für die stets offene Aufnahme meiner Buch- und Spielideen und das Vertrauen, dass meine immer knappe Zeitplanung am Ende tatsächlich passt. Die angenehme Beständigkeit und unkomplizierte Zusammenarbeit schafft für mich als Autorin beste Arbeitsbedingungen.
- **Rita Zottl** für die gestalterischen Beiträge, die letztlich ein Buch lesbar machen. Danke auch für die Geduld, wenn ich mal mit einem Entwurf hadere und für die Bereitschaft, dann Weiteres auszuprobieren, auch wenn die Zeit am Ende oft knapp wird.

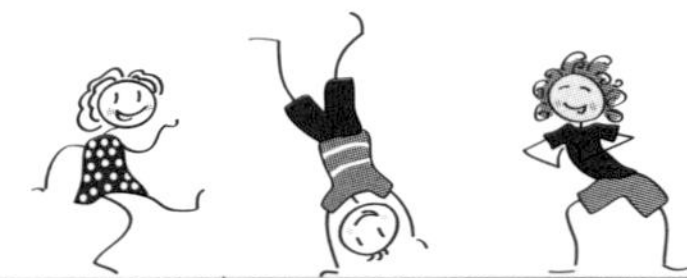

Autorin

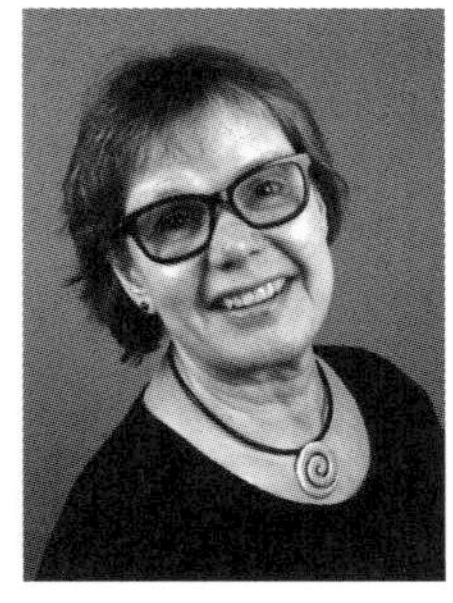

Bettina M. Jasper
Dipl. Sozialpädagogin

Als lizenzierte Gehirntrainerin leitet sie in ihrer Denk-Werkstatt® Kurse, Seminare, Workshops und Therapieeinheiten. Sie ist vielfache Buch- und Spieleautorin, freiberuflich tätig als Dozentin für verschiedene Träger in Altenpflege und Sport.

Seit über 25 Jahren unterrichtet sie an der staatlich anerkannten Fachschule für Altenpflege Sancta Maria in Bühl in den Schwerpunkten Gerontologie, Aktivierung und Rehabilitation sowie Psychiatrie und im Fach Deutsch.